Petra Hirscher

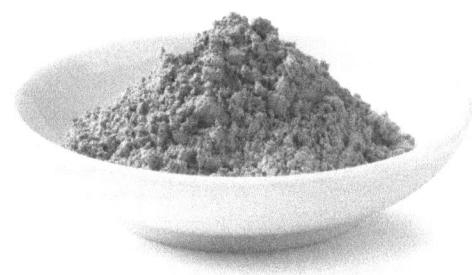

Gesund und schlank mit
MATCHA-TEE

Wie Sie auf natürliche Weise abnehmen, Ihre Haut
straffen und mehr Lebensenergie gewinnen

W0236301

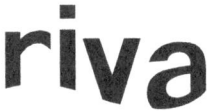

Bibliografische Information der Deutschen Nationalbibliothek
Die Deutsche Nationalbibliothek verzeichnet diese Publikation in der Deutschen
Nationalbibliografie. Detaillierte bibliografische Daten sind im Internet über
http://dnb.d-nb.de abrufbar.

Für Fragen und Anregungen:
info@rivaverlag.de

1. Auflage 2016
© 2016 by riva Verlag, ein Imprint der Münchner Verlagsgruppe GmbH,
Nymphenburger Straße 86
D-80636 München
Tel.: 089 651285-0
Fax: 089 652096

Wichtiger Hinweis
Sämtliche Inhalte dieses Buches wurden – auf Basis von Quellen, die die Autorin und der
Verlag für vertrauenswürdig erachten – nach bestem Wissen und Gewissen recherchiert
und sorgfältig geprüft. Trotzdem stellt dieses Buch keinen Ersatz für eine individuelle
Fitnessberatung und medizinische Beratung dar. Wenn Sie medizinischen Rat einholen
wollen, konsultieren Sie bitte einen qualifizierten Arzt. Der Verlag und die Autoren haften
für keine nachteiligen Auswirkungen, die in einem direkten oder indirekten Zusammen-
hang mit den Informationen stehen, die in diesem Buch enthalten sind.

Redaktion: Palma Müller-Scherf
Umschlaggestaltung: Laura Osswald
Umschlagabbildung: Shutterstock/Artem Furman, Shutterstock/masa44
Satz: inpunkt[w]o, Haiger
Druck: GGP Media GmbH, Pößneck
Printed in Germany

ISBN Print: 978-3-86883-965-4
ISBN E-Book (PDF): 978-3-95971-310-8
ISBN E-Book (EPUB, Mobi): 978-3-95971-311-5

— Weitere Informationen zum Verlag finden Sie unter —

www.rivaverlag.de

Beachten Sie auch unsere weiteren Verlage unter
www.muenchner-verlagsgruppe.de

Inhalt

Vorwort

»Man sagt (...), dass viele, die den Tee pflegen (...), den wunderbaren Zustand absoluter Gelassenheit erreichen«[1]. So steht es in einer der berühmten Teeschriften, die seit dem 13. Jahrhundert die Regeln und Theorien der japanischen Teekunst festhalten. Buddhistische Mönche haben den »gemahlenen Tee« Matcha einst als Meditationsgetränk kreiert und heute, im 21. Jahrhundert, genießen und nutzen wir die besondere Wirkung des jadegrünen Trendgetränks erneut.

Matcha wird von wenigen spezialisierten Teegärtnern in Japan mit größter Sorgfalt und enormem Aufwand aus den Topqualitäten ihrer Teeblätter hergestellt. Das Matcha-Pulver wird mit Wasser zu einem schaumigen Tee verrührt, der als Superfood, Gesundheits- und Anti-Aging-Getränk gilt, da er der einzige Tee ist, bei dem man keinen Extrakt, sondern das ganze pulverisierte Blatt trinkt, und er so mehr gesundheitsfördernde Inhaltsstoffe liefert als jeder andere Grüntee. Als wahrer Jungbrunnen dank zellschützender Antioxidantien steigert er die geistige Aufmerksamkeit und fördert die Konzentration. Er hilft beim Stressabbau, kurbelt Stoffwechsel und Fettabbau an. Er verwöhnt den Körper und gibt ihm, was er für eine tolle Haut und gesundes Haar braucht. In Speisen

---

1   Hennemann, Chasho, S. 205.

und Getränken sorgt er für viel Farbe, aber auch als außergewöhnliche Zutat beim Kochen und Backen offenbart er ganz neue Geschmackswelten.

Freuen Sie sich auf fühlbare positive Effekte und belebenden Genuss!

Matcha entdecken

Kommen Sie mit auf eine Expedition in die Heimat des exquisiten Schattentees. Finden Sie Ihre Matcha-Lieblingssorte und erlernen Sie, wie Sie den Tee klassisch zubereiten.

Das ist Matcha-Tee

Matcha ist ein ganz besonderer japanischer Grüntee. »Matcha« bedeutet »gemahlener Tee«. Er stammt wie alle echten grünen, weißen, gelben und schwarzen Tees von einer Pflanze ab: der *Camellia sinensis*. Die Unterscheidung ergibt sich aus dem Reifegrad der Blätter und dem Herstellungsprozess. Beim grünen Tee sind die Blätter unfermentiert, gedämpft und getrocknet. Der Oolong ist halbfermentiert, der Schwarztee ist voll fermentiert. Fermentation von Tee ist das Oxidieren der Teeblätter in einer feuchten Umgebung. Sie werden mechanisch gequetscht, Wärme, Feuchtigkeit und Sauerstoff werden zugegeben, der Tee wird immer dunkler und das Aroma intensiver.

Aus den Blättern von Spitzenteesorten wie Gyokuro, dem »edlen Tautropfen«, wird der sogenannte Tencha aufwendig produziert. Das ist die Basis für den Matcha-Tee: Der Matcha wird erst durch Vermahlen in Steinmühlen zum Matcha, zuvor werden die Teeblätter immer noch als Tencha bezeichnet. Später gießt man das feine Pulver auf bestimmte Weise mit heißem Wasser auf oder man mischt es für einzigartigen Geschmack in Speisen – mit dem Pulver wird das ganze Teeblatt verzehrt und all seine Nährstoffe werden genossen. Matcha ist der klassische Tee der japanischen Teezeremonie »Chanoyu«, die im 15. Jahrhundert entstand und bis heute als Weg geistiger Schulung lebendig ist.

Die *Camellia sinensis*

Dieser immergrüne Strauch kann als unbeschnittene Wildpflanze über neun Meter hoch werden. In den Teeplantagen stutzt man die Teepflanzen auf etwa einen Meter zurück, damit sich die Blätter bei der Ernte besser pflücken lassen und der Teebusch immer wieder neue Blätter treibt. Die Blätter haben kurze Stiele und werden bis zu 12 Zentimeter lang. Jüngere Blätter sind hellgrün und an der Unterseite seidig behaart. Mit zunehmendem Alter werden die Blätter dunkelgrün, unbehaart und ledrig. Die weißen Blüten der Teepflanze ähneln Kirschblüten und duften zart nach Jasmin. Die *Camellia sinensis* ist eine subtropische Pflanze, die sehr viel Regen (übers Jahr verteilt mindestens 1600 Liter) und Sonne braucht, sowie feucht-heiße Sommer und trockene, milde Winter in Regionen mit einem deutlichen Unterschied zwischen Tages- und Nachttemperatur. Sie ist nicht resistent gegen Kälte und empfindlich gegen Staunässe. Optimal ist für sie eine mittlere Jahrestemperatur von mindestens 18 Grad Celsius mit Höchstwerten von 32 Grad Celsius im Schatten. Je höher das Anbaugebiet gelegen ist, desto delikater ist das

Aroma des Tees. Der Teestrauch wächst sowohl auf sand-
haltigen als auch auf vulkanischen Böden. Besonders gute
Ernten liefert er jedoch in einem tiefgründigen, gut durchlüf-
teten, lockeren, humusreichen und leicht sauren Boden im
pH-Bereich zwischen fünf und 5,6.

Die Heimat des Matcha

Konichiwa. Das heißt »Guten Tag« auf Japanisch, denn der jadegrüne Tee in Pulverform ist ein echter Japaner. Und dies ist
zugleich das erste Indiz für seine Güte: Original-Matcha-Tee
stammt ausschließlich aus Japan. Die Anbaugebiete in Japan
mit der besten Qualität sind die Region Uji unweit der Stadt
Kyoto, Nishio in der Präfektur Aichi und Kagoshima – die
südlichste Präfektur des japanischen Festlands – auf der
Hauptinsel Kyūshū mit ihrer imposanten Vulkanlandschaft
und ihrem milden Klima. Die Teebörse von Kagoshima ist
Japans größter Umschlagplatz für grünen Tee. Uji hat eine
besondere Stellung, da die Stadt als das Herz der japanischen
Kultur gilt und seit dem 12. Jahrhundert das Zentrum für
erstklassigen Tee ist. Als Kyoto von 794 bis 1868 noch die
Hauptstadt Japans war, galt einzig und allein der Tee aus Uji
als absoluter Maßstab für den echten Tee »Honcha«. Noch
heute kommen die teuersten Matcha-Tees von dort. Wie bei
großen Weinen sprechen Teekenner auch beim Tee von Terroir. Das ist die Gesamtheit der natürlichen Faktoren wie Teepflanze, Boden, Klima und kulturelle Einflüsse, die einem
Tee seinen Charakter verleihen. Und in Uji soll das Terroir
als Zusammenspiel der Tätigkeit des Menschen mit den
Bedingungen der Natur wie Klima, Geologie, Gelände und

Bodenbeschaffenheit einfach perfekt sein. Ein Beispiel ist die handgepflückte Teerarität »Takeno Jôô Uji Matcha«, eine superfeine Luxus-Spezialität, die nur in kleiner, limitierter Auflage produziert wird. Dieser Matcha ist ein eleganter, hocharomatischer Genuss – sehr mild, lieblich und von einem Geschmack, der an zartgrüne Erbsen frisch vom Strauch erinnert. Man hat diesen exquisiten Matcha-Tee nach einem großen Teemeister Japans benannt. Takeno Jôô (1502–1555) war maßgebend an der Entwicklung der Teezeremonie beteiligt und förderte die Schlichtheit der Teeräume und der Utensilien.

Ein weiteres Matcha-Anbaugebiet mit Prädikat und berühmten Teegärten ist die Stadt Nishio. Seit 1601 ist der Teeanbau dort nachgewiesen, heute werden hier etwa 30 Prozent der gesamten Matcha-Teeproduktion Japans hergestellt. Ihr mildes Klima, der fruchtbare Boden und die feuchte Luft auf etwa 600 Metern zaubern einen Matcha von lebhaftem Grün, mit einem Maximum an Nährstoffen und einer Fülle von »umami«, was exakt der fünften Geschmacksrichtung entspricht.

Der Schattentee

Der Schattentee ist die besondere Kultivierung von grünem Tee. Für echten Matcha wird nach der klassischen japanischen Definition nur sogenannter Vollschattentee verwendet. Die japanische Tradition der Beschattung von Teesträuchern mit Netzen beziehungsweise Matten heißt »Kanreisha« und war ursprünglich als ein Schutz vor Frost gedacht. Es heißt, durch Zufall entdeckten die Teegärtner, dass Teeblätter, die im Schatten wuchsen, einen milderen Geschmack entwickelten.

In den Teegärten, den »Oishita-en«, werden die Teesträucher etwa 20 Tage vor der Ernte vollbeschattet, um den größten Teil des Sonnenlichts abzufangen, etwa 70 bis 90 Prozent. Es gibt mehrere Beschattungstechniken: die Honzu-Technik, die Tana-Technik und die Jikagise-Technik. Edelste, ursprünglichste und aufwendigste Abdeckung ist die Honzu-Technik mit Reisstroh (Honzu) auf Rahmen (Tana), sie ist heute kaum noch anzutreffen. Bei der Tana-Technik werden etwa anderthalb bis zwei Meter hohe Gestelle errichtet, über die man Netze oder Matten spannt. Diese Technik ist zwar aufwendig, aber sie ermöglicht dem Teebauern, dass er sich darunter frei bewegen und seine Teesträucher begutachten kann. Sie gibt den Teepflanzen mehr Luft zum Atmen, Staunässe an den Pflanzen wird verhindert. Traditionell waren die Netze und Matten aus Baumwolle, Leinen und Reisstroh, heute sind sie meist aus schwarzem Kunststoff. Die Jikagise-Technik ist die Beschattungstechnik, die heute in Japan am weitesten verbreitet ist. Schwarze oder silberne Polyesternetze werden direkt auf die Teesträucher gelegt, um das Sonnenlicht abzuhalten.

Die Tencha-Produktion

Bei der Teeernte in Japan richtet man sich noch heute nach dem alten Mondkalender. Ein wichtiges Datum hierfür ist »Risshun«, der Beginn des Frühlings um den 4. oder 5. Februar. Der 88. Tag nach Risshun ist ein ganz besonderer Tag, an ihm beginnt die Teeernte. Die Acht gilt als heilige Zahl und steht für die Unendlichkeit, den gesamten Kosmos und Glück – doppelt ist sie ein besonders glückverheißendes Zeichen. Anfang Mai, ungefähr 88 Tage nach Beginn des japanischen Frühlings, startet auch in den Teegärten von Marukyu-Koyamaen die Ernte der erlesenen ersten Pflückung. Gut zwei Wochen pflückt geschultes Personal von den Teesträuchern, die für die Matcha-Produktion vorgesehen sind, sorgfältig und von Hand die oberste Endknospe eines Teezweiges und die folgenden zwei Teeblätter (»two leaves and the bud«): umso zarter die Blätter, desto höher die Qualität und entsprechend besser der Geschmack. Danach werden die frischen Teeblätter sofort zur Weiterverarbeitung in den Betrieb gebracht, in beste, allerbeste und weniger beste Blätter sortiert und so schnell wie möglich, spätestens aber nach 12 Stunden, für 10 bis 20 Sekunden gedämpft, um die natürliche Gärung zu stoppen. Das grüne Teeblatt bleibt frisch und grün und behält viele seiner natürlichen Inhaltsstoffe wie Polyphenole und Vitamine. Im Anschluss werden die Teeblätter in einem warmen Luftstrom gewirbelt und schonend getrocknet, danach abgekühlt und locker flach ausgestreut, wo sie weiter trocknen. Das Endprodukt dieses Prozesses ist Tencha – wörtlich Himmelstee. Im Spezial-Backofen »Hoiro« wird nun die restliche Flüssigkeit komplett entzogen. Dieser Tee wäre zu stark, um ihn jetzt zu trinken. Die frisch getrockneten, unsortierten Teeblätter Tencha werden bei Marukyu-Koyamaen dann in großen aromadichten Holzkisten zunächst in klimatisierten Kühlräumen aufbewahrt. Ganz nach Bedarf holt man sich die Aromaboxen heraus. Jetzt erst werden sie für den nächsten wichtigen Verarbeitungsschritt geöffnet.

Vom Himmelstee zum Matcha

In einer speziellen Verarbeitungsmaschine bricht man die getrockneten Teeblätter klein und trennt in einem aufwendigen Verfahren mit Luftzug und Elektrostatik das feine, leichtere Blattgewebe von den schwereren Blatteilen wie Stängel, Blattrippchen und Äderchen. Das verbliebene flockenartige Blattgewebe wird auf die gleiche Größe gebracht und noch einmal getrocknet, um das spezifische Tencha-Aroma zu betonen. Kriterien sind beispielsweise Farbe, Duft und Geschmack des Aufgusses. Das ist große Kunst: Eine Mischung zu erstellen, die eine immer gleiche Qualität und den gleichen Geschmack hat. Unmittelbar bevor der Tee luftdicht verpackt und an die Kunden verschickt wird, kann dieser Blend nun in den Granit- oder Steinmühlen zu Teestaub gemahlen werden. Früher wurden die Blätter des Tencha mit Handmühlen vermahlen. Am Ende des mehrstündigen Mahlvorganges reichte das Pulver gerade für eine Teeeinladung. Die modernen Mühlen werden von Maschinen betrieben, sind aber noch wie die alten Handmühlen aufgebaut – die Mühlsteine aus Granit werden auch heute von Hand geschlagen. Sie tragen komplizierte Linienmuster, mit deren Hilfe die gewünschte Feinheit des Mahlguts erzeugt wird. Das genaue Linienmuster wird als Betriebsgeheimnis sorgfältig gehütet. Die Mahlsteine schleift man alle zwei Jahre nach und benutzt sie jahrzehntelang. Nur die besten Steinmühlen vermahlen den Tee zu dem mikrofeinen Staub, der als Matcha seine ganze Raffinesse entfaltet. Der Feinheitsgrad hängt auch ab von der Teesorte oder dem Geschmack, der gewünscht wird. Langsam und unter konstant gleichem Raumklima wird in einer Stunde Tencha zu 30 Gramm Teepulver gemahlen. Der langsame Mahlvorgang ist sehr wichtig, da sich sonst der Tee zu sehr erhitzen würde.

Das Matcha-Spektrum

Bevor Sie sich eine Tasse Matcha zubereiten, nehmen Sie sich ein wenig Zeit, um den richtigen Tee zu finden. Wenn es um den Kauf von Matcha geht, sollte man sich zuvor mit den großen Unterschieden zwischen einem Qualitäts-Matcha und einem Billigprodukt befassen. Die fünf Kriterien Herkunft, Preis, Farbe, Geschmack und Textur helfen Ihnen dabei, einen wirklich guten Matcha zu wählen.

1. Die Herkunft:

Obwohl auch China, Korea und Taiwan Matcha produzieren, schätzen Kenner die hochwertigen Matcha-Qualitäten aus Japan und hier insbesondere aus den Topanbauregionen Uji unweit der Stadt Kyoto und Nishio in der Präfektur Aichi.

2. Der Preis:

Mit einem weltweiten Anteil an der gesamten Teeernte von nur 0,003 Prozent ist Matcha wohl der seltenste Tee der Welt. Deshalb gilt für Matcha dasselbe wie für viele Dinge im Leben – man bekommt, was man bezahlt. Japan exportiert nur sehr wenig von seiner Matcha-Produktion, über 95 Prozent werden im eigenen Land verbraucht. Wer 50 Euro und mehr für 20 Gramm ausgibt, den erwartet in zehn Portionen ein exquisites Trinkerlebnis. Matcha in Kochqualität kostet um die 30 Euro pro 100 Gramm, für einen preisgekrönten Matcha rechnet man etwa 50 Euro für 20 Gramm.

3. Die Farbe:

Suchen Sie nach einem wirklich leuchtenden Grün. Je grüner, desto besser! Je giftgrüner der Matcha strahlt, desto höher ist die Qualität, denn umso aufwendiger wurde er beschattet – nur noch etwa 10 Prozent des Sonnenlichts erreichten die Pflanze. Billig-Matcha oder Fake-Matcha haben oft bräunliche, olivgrüne Töne. Dies bedeutet, die Pflanze wurde wahrscheinlich nicht richtig beschattet, der Tee stammt nicht von den obersten Blättern oder er ist schlichtweg alt.

4. Der Geschmack:

Authentischer Matcha zeichnet sich durch einen besonderen Geschmack aus. Er soll mild, süßlich und intensiv umami, mit einem Hauch von Nussaroma schmecken. Auch hier ist die Überschattung von enormer Bedeutung. Je länger die Teepflanzen überschattet werden, desto mehr Aminosäuren wie das L-Theanin werden produziert, die für den süßen und sanften Geschmack sorgen. Besonderes Merkmal wertvoller Premium-Qualitäten sind seine Umami-Nuancen. Umami bedeutet »Wohlgeschmack« und meint den süßlich-vollen Geschmack, den Sie bei einem Schluck guten Matchas auf Ihrer Zunge wahrnehmen. Umami ist neben süß, salzig, sauer und bitter die fünfte Grundqualität unseres Geschmackssinns. Und wie schmecken schlechte Matchas? Sie sind säuerlich, bitter und erinnern an Brokkoli, Kohl und Algen.

5. Die Textur:

Matcha sieht nicht nur aus wie ein hauchfeines Pulver, er fühlt sich auch so an – ein Grund, weshalb Teekenner den Tee in die Hand nehmen. Hochwertige Matcha-Qualitäten sind sehr fein und seidig, fast wie Lidschatten, denn die

Größe ihrer Partikel beträgt etwa nur fünf bis zehn Mikrometer, das sind 0,005 bis 0,01 Millimeter. Bei weniger hochwertigen Qualitäten sind die Partikel größer und fühlen sich gröber an, wenn sie zwischen den Fingern verrieben werden.

Qualitäten und Grade

Das Familienunternehmen Marukyu-Koyamaen, das seit der Genroku-Ära (1688–1704) besteht, ist nicht nur eine der ältesten Teefirmen in Uji, sondern gehört auch zu den führenden japanischen Produzenten exklusiver Tees. Die Teegärtner von Marukyu-Koyamaen beginnen ab Mitte April, die Teesträucher mit Reisstrohmatten abzudecken. Zehn Tage später breitet man auf den Matten eine zusätzliche Strohschicht aus, um die Lichtmenge noch weiter zu reduzieren. Mithilfe dieser Beschattungsmethode hat der Teegärtner mehr Kontrolle und Einfluss auf den vollmundigen Charakter, die herbe und bittere Note, die Edelsüße und Frische seines Tees. Die Pflanze reagiert auf diesen Lichtentzug mit einer starken Aktivierung des Stoffwechsels und produziert sehr dünne und flache Blätter, die imstande sind, jedes noch so geringe Sonnenlicht einzufangen, das durch die Abdeckung dringt. Dabei werden die Teeblätter durch die vermehrte Einlagerung des Blattgrüns Chlorophyll leuchtend grün, sie produzieren weniger Bitterstoffe. Als wichtigste Regel gilt: Je intensiver das Grün der Teeblätter, umso höher die Qualität.

Teeproduzenten wie Marukyu-Koyamaen bieten traditionellen Matcha in bis zu 10 verschiedenen Qualitätsstufen an und daneben saisonale Matcha-Sorten, die es nur zu bestimmten Jahreszeiten und in begrenzten Mengen gibt. Die Qualität des

Matcha-Tees hängt von der Qualität seines im Ausgangsprodukt Tencha verwendeten Blattgutes ab. Da sich die einzelnen Tencha-Sorten unterscheiden, vermischen die Teemeister die unterschiedlichen Blattgrade zu bestimmten Anteilen, um die gewünschte geschmackliche Qualität zu erhalten. Hochwertiger Matcha geht fast immer auf eine dieser drei Kultursorten zurück: Yabukita, Okumidori oder Saemidori. Auf ganz Japan hochgerechnet sind dies 77 Prozent aller Teepflanzen. Andere Strauchsorten mit geringem Bitterstoffgehalt sind unter anderen Asatsuyu, Sae Midori, Oku Midori und Minami Sayaka. Je nach Anbauregion, Lage und Höhe – ob Ebene, Bergregion oder Hügelland –, Spezialisierung der Teebauern und Sorte der Teepflanze erzielt man unterschiedliche Güteklassen von Tencha, die sich im Endprodukt widerspiegeln. Zudem ändert sich der Bitterstoffgehalt der unterschiedlichen Strauchsorten auch im Verlauf der Jahreszeiten. So enthält die Sommerernte tendenziell mehr Bitterstoffe als die Frühjahrsernte. Weitere Kriterien sind: rückstandskontrollierte Qualität und kontrolliert biologischer Anbau mit natürlichen Spritz- und Düngemitteln. Das japanische Bio-Zertifikat »JAS« (Japanese Agricultural Standard) des japanischen landwirtschaftlichen Standards für Produkte aus biologisch-ökologischem Anbau ist mit dem Bio-Siegel in Deutschland vergleichbar.

Es gibt Matcha für kulinarische Verwendungen (preiswerter), Matcha für Einsteiger (weniger feiner Geschmack), zeremoniellen Matcha-Tee (teurer) und Premium-Matcha (am teuersten). Die Teezeremonie-Qualität (Ceremonial Grade) bekommt man im Handel auch unter den Bezeichnungen Pinnacle, Competition Grade, Super Premium, Premium, Silver, Gold und Platin. Super-Premium-Matchas gehören zu den besten

Matchas, die in Japan zu finden sind, und zeichnen sich durch ihr volles Umami, ihre sehr geringe Edelbitterkeit und die feine, samtige Textur aus. Mit dem Ceremonial Grade wird häufig der starke, »Koicha« genannte Tee zubereitet (siehe Seite 22). Dazu verwendet man relativ wenig Wasser und erzeugt eine dicke Konsistenz. Die Premium-Qualität (Premium Grade) ist für den Alltagsgebrauch vorgesehen. Diese gehobene Qualitätsstufe besitzt unterschiedliche Qualitäten, mit ihr wird meist der dünnflüssigere, schwache Tee »Usucha« zubereitet (siehe Seite 22). Die Weiterverarbeitungsqualität (Ingredient Grade) ist ein Koch-Matcha (siehe Seite 79), für den man ältere und kräftigere Blätter verarbeitet. Er eignet sich weniger für die Zubereitung von Tee, ist aber perfekt für Smoothies, Säfte, Müsli und zum Kochen und Backen. Er kann sich in Eis, Softdrinks oder Gebäck gegen intensiven Geschmack durchsetzen. Aus rein gesundheitlicher Sicht ist dieses Pulver nicht unbedingt schlechter, aber aufgrund der verwendeten geringeren Qualitäten nicht für den täglichen Genuss zu empfehlen.

Matcha aufbewahren

Da das Aroma von Matcha noch nachreift, gilt er erst einige Monate nach der Ernte als am besten. Ihr Teepulver muss also nicht unbedingt aus dem aktuellen Erntejahr stammen. Die Mindesthaltbarkeit, die auf der Unterseite der Dose aufgestempelt ist, beträgt im ungeöffneten Zustand meistens ein Jahr länger. Bei Marukyu-Koyamaen wird das Datum erst wenige Tage vor dem Versand aufgedruckt, wenn der frisch verarbeitete Tee abgefüllt wird. Matcha ist ein sensibles Produkt. Er will keine Hitze, mag keine Luft, er verträgt kein

Licht und Nachbarn mit starkem Aroma. Ist er erst gemahlen, läuft die Zeit. Zur Lagerung von noch ungeöffnetem, in der Vakuumdose original versiegeltem Matcha empfehlen Tee-experten die Aufbewahrung in der Tiefkühltruhe. Vor dem vorsichtigen Öffnen, damit das Teepulver nicht durch die einströmende Luft herausgeschleudert wird, bringt man die Dose auf Zimmertemperatur, damit der gefrorene Matcha an der Luft nicht nass wird. Die geöffnete Dose sollten Sie nach der Entnahme immer sehr gut verschließen und im Kühl-schrank oder zumindest in dunklen, kalten und trockenen Räumen luftdicht verschlossen aufbewahren und möglichst innerhalb von wenigen Wochen verbrauchen.

Die Utensilien für einen perfekten Matcha

Stellen Sie sich vor, Sie halten Ihre Matcha-Schale in der Hand und trinken daraus schlückchenweise jadegrünen Matcha: ein wahrhaftes Vergnügen. Traditionell trinkt man seinen Matcha-Tee in nur drei Schlucken. Beim ersten Schluck kon-zentriert man sich auf seine jadegrüne Farbe, beim zweiten auf den frischen Duft und beim dritten achtet man auf das liebliche Aroma. Um seinen Matcha ganz klassisch genießen zu können, braucht man einige besondere Utensilien: eine Matcha-Schale »Chawan«, einen Bambusbesen »Chasen« mit Besenhalter »Chasentate«, einen Bambuslöffel »Chashaku« und ein Teesieb »Furui«.

Chawan – die Teeschale

Die Schale ist groß und die Portion Tee klein – wenn Sie die-ser Maßgabe folgen, folgen Sie der japanischen Tradition. Die Teeschale ist aus Keramik und muss so groß sein, dass

19

der Tee darin schaumig geschlagen werden kann. Sie sollte eine glatte Glasur und einen glatten Rand besitzen. In Japan schätzt man Schalen, die Einfachheit und Natürlichkeit ausstrahlen. Üblich sind zylindrische, flache und runde Formen. Gute Teeschalen sind kleine Kunstwerke, die oft über lange Zeiten weitergegeben werden, man erhält sie ab 13 Euro bis über 1000 Euro. Chawan werden nach ihrer regionalen Herkunft, der Art der Herstellung und des Stiles benannt, beispielsweise:

▶ Raku, die Keramikgattung, die das höchste Ansehen bei japanischen Teeliebhabern genießt,
▶ Hagi, eine leicht poröse Alltagsschale aus der berühmten Töpferstadt Hagi oder
▶ Oribe, mit markanten Formen.

Chasen – der Teebesen

Der Chasen ist ein kleiner, in Handarbeit nach jahrhundertealter Tradition hergestellter Tee-»Besen«. Er besteht aus einem einzigen Stück Bambus, das so fein geschnitten ist, dass dünne Grannen einen Besen formen. Mit ihm kann das Matcha-Pulver in der Teeschale optimal mit Wasser vermischt und schaumig geschlagen werden. Nach der Matcha-Zubereitung wird der Chasen auf einen Chasentate aus Keramik gesteckt, wo er formschonend trocknet. Diese Aufbewahrung des Besens schont seine feinen, empfindlichen Borsten.

Chashaku – der Teelöffel

Mit diesem schmalen Teelöffel aus Bambus wird das Matcha-Pulver aus der Dose gelöffelt und portioniert. Er kann nur eine bestimmte Menge Tee aufnehmen und ist eine

Art Maßeinheit. Man kann sagen, ein Gramm Matcha-Tee entspricht etwa zwei Bambuslöffeln oder einem halben Teelöffel.

Furui – das Teesieb

Matcha-Pulver kann häufig Klümpchen enthalten. Das Furui-Sieb ist eine Dose mit einem Siebeinsatz, durch den die gewünschte Menge Matcha-Pulver mithilfe eines Spatels fein und gleichmäßig durchgesiebt wird.

Die klassische Zubereitung

Gießen Sie heißes Wasser in die Matcha-Schale, um Schale und Bambusbesen aufzuwärmen. Stellen Sie den Besen in die Schale und lassen Sie ihn einige Minuten lang einweichen, damit er beim Aufschäumen nicht abbricht. Kochen Sie danach frisches, weiches bis mittelhartes Wasser mindestens einmal auf und lassen Sie es auf etwa 80 Grad Celsius abkühlen. Sie können dazu das kochende Wasser in ein anderes Gefäß – das Yuzamashi – geben und es dann zurück in einen Messbecher gießen. Für eine Schale benötigen Sie 60 bis 70 Milliliter Wasser. Geben Sie ein bis zwei Gramm Matcha (ein halber bis ein Teelöffel – je nach gewünschter Intensität) in ein feines Sieb. Leeren Sie das Aufwärmwasser aus, trocknen Sie die Schale und streichen Sie das Pulver in die vorgewärmte Schale. Gießen Sie das heiße Wasser in die Schale. Im Winter bevorzugt man in Japan eine Temperatur von 75 bis 85 Grad Celsius, im Sommer 70 bis 80 Grad Celsius. Schlagen Sie den Tee nun mit dem Besen auf. Halten Sie den Griff fest in der Hand und machen Sie aus Handgelenk und Arm heraus schnelle, kräftige Bewegungen, so als würden Sie den Buchstaben »M« in die Tasse schreiben. Vermeiden Sie es, den Boden der Schale zu berühren und den Tee herumzurühren. Das dauert etwa 15 bis 20 Sekunden. Wenn nun der Tee genügend belüftet ist und sich Schaum zu bilden beginnt, werden Sie langsamer und bewegen den Besen eher zur Oberfläche, damit können Sie größere Blasen entfernen und eine gleichmäßige Fläche erzeugen. Zum Schluss drehen Sie mit dem Besen eine langsame Runde in der Tasse und heben ihn dann vorsichtig von der Mitte aus heraus, um einen kleinen Schaumhügel zu formen.

Schwacher Tee – starker Tee

Was Sie soeben zubereitet haben, war ein »Usucha«. Dieser Matcha wird auch schwacher Tee genannt, da hier etwa ein halber Teelöffel Pulver mit viel Wasser vermischt wird. Beim starken Tee »Koicha« dagegen sind dies zwei Teelöffel, die mit etwa 50 bis 70 Milliliter Wasser vermischt werden. Man gibt zunächst die Hälfte des Wassers auf das Teepulver und knetet das Pulver vorsichtig mit dem Teebesen durch, um dann teelöffelweise das restliche Wasser einzuarbeiten. Dabei quillt das Teepulver auf und erreicht eine Viskosität, die an erwärmten Honig oder geschmolzene Schokolade erinnert. Koicha gilt als ganz spezieller Genuss für Teeliebhaber. Man bereitet ihn nur aus sehr hochwertigem Matcha-Pulver für besondere Anlässe zu.

Dr. Matcha

Matcha wirkt anregend, schützt vor Krebs und hilft beim Abnehmen. Ganz schön große Versprechen. Was ist dran? Warum ist das jadegrüne Teepulver gesünder als herkömmliche Teesorten?

Benefits für die Gesundheit

»Tee ist ein Wundermittel zur Erhaltung des Lebens und eine Kunstfertigkeit zu seiner Verlängerung«[2]. So beginnt die berühmte Teeschrift des Mönchs Eisai aus dem 13. Jahrhundert. Eisai lernte in den Klöstern Chinas die Verwendung von pulverisiertem Grüntee kennen und war so von der gesundheitsfördernden Wirkung überzeugt, dass er trotz hoher Strafandrohungen Teesamen nach Japan brachte. Die Verbreitung des Matcha-Trinkens in Japan machte er zu seiner Lebensaufgabe. Zen-Mönche nahmen Matcha vor der Meditation zu sich, um während dieser lang andauernden geistigen Übung die Aufmerksamkeit zu erhöhen und gleichzeitig ein Gefühl der inneren Ruhe zu erreichen. Da der pulverisierte Tee als lebensverlängerndes Elixier galt, interessierten sich auch der Adel und die Samurai für das kostbare Produkt. Ausgebilde-

---

2   Hennemann, Chasho, S. 34.

te Teemeister, die den Matcha-Tee auf rituelle Art und Weise zubereiteten, wurden zu ihren weisen Beratern.

Der hochkonzentrierte Reichtum

Bei einem üblichen Aufguss von Teeblättern nehmen wir etwa 10 bis 20 Prozent der wasserlöslichen Inhalte auf. Wer dagegen Matcha trinkt, genießt mit dem Pulver des kompletten gemahlenen Teeblatts 100 Prozent: die ganzen 35 Prozent wasserlösliche und die ganzen 65 Prozent nichtwasserlösliche Nährstoffe mit einer erhöhten Konzentration an Antioxidanten, Vitaminen, Mineralien und Ballaststoffen. Die Pulverisierung von Teeblättern hat vermutlich ihren Ursprung in der chinesischen Medizin. Hier werden die meisten Medikamente pulverisiert und mit Wasser vermischt dargereicht. Matcha kann zwar keine Wunder bewirken, aber bei längerfristiger Anwendung günstige Effekte auf die Gesundheit ausüben. Durch das spezielle Verhältnis von Wasser zu Tee, das er seiner besonderen Zubereitung verdankt und der Partikelverkleinerung durch das Mahlen, besitzt der kalorienarme Matcha-Tee eine antioxidative und dadurch verjüngende Wirkung. Speziell seinen sekundären Pflanzenstoffen, den Polyphenolen wie Chlorophyll, Carotinoiden oder Catechinen, werden zahlreiche gesundheitsfördernde Wirkungen zugeschrieben. 100 Milliliter Tee mit zwei Gramm Matcha-Pulver enthalten etwa 130 Milligramm Polyphenole. Sie sollen vor verschiedenen Krebsarten schützen, eine Erweiterung der Blutgefäße und eine Absenkung des Blutdrucks erreichen. Außerdem sollen sie neurologische, entzündungshemmende und antibakterielle Wirkungen entfalten. Die Polyphenole, die unter anderem für Farbe, Geschmack und Mundgefühl von Pflanzen verantwortlich sind, haben einen positiven Effekt auf den Stoffwechsel und sind sehr starke Antioxidantien, die freie Radikale binden und so verschiedene Alterungsprozesse hemmen können. Der sogenannte ORAC-Wert des Matcha-Tees übertrifft bei Weitem den von Goji-Beeren, Brokkoli oder dunkler Schokolade. Dieser Wert ist ein Maßstab, um den Gehalt an Antioxidantien in Nahrung auszudrücken, er macht Matcha zur Nummer eins als den wirkungsvollsten natürlichen Lieferanten von Antioxidantien.

Die Inhaltsstoffe im Überblick

INHALTSSTOFF WERT/EINHEIT	WIRKUNG/BEREICH
Aminosäuren 44,70 mg/g	Grundbausteine jeder Körperzelle
Ballaststoffe 385 mg/g	Verdauung, gesunde Darmschleimhaut
Calcium 4,2 mg/g	für Knochenerhalt und -stabilität, Muskelfunktion und den Energiestoffwechsel
Eisen 0,17 mg/g	Sauerstofftransport im Blut von den Lungen in die Organe und Gewebe
Folsäure 0,012 mg/g	für psychische Funktion, Verringerung von Müdigkeit und Ermüdung, Blutbildung, Zellteilung
Kalium 27 mg/g	für Nervensystem und Muskelfunktion, Aufrechterhaltung eines normalen Blutdrucks

INHALTSSTOFF WERT/EINHEIT	WIRKUNG/BEREICH
Koffein 32 mg/g	anregend, konzentrationsfördernd, stimmungsaufhellend
L-Theanin 16,84 mg/g	macht munter, reaktions- und aufnahmefähig, stimmungsaufhellend
Polyphenole (Catechine, Chlorophyll, Carotinoide) 65 mg/g	Antioxidantien, Zellschutz, Schutz vor freien Radikalen, Blutdruckregulation, präventiver Effekt bei Auftreten von Krebskrankheiten, Gefäßveränderungen und des Metabolischen Syndroms
Vitamin A 0,3 mg/g	für Haut und Schleimhäute, für Sehkraft und Immunsystem
Vitamin B1 Thiamin 0,006 mg/g	Energiestoffwechsel in Muskel- und Nervenzellen, Gewinnung von Energie im Organismus, Reizweiterleitung im Nervensystem
Vitamin B2 Riboflavin 0,0135 mg/g	Funktion des Nervensystems, Haut und Schleimhäute, Zellschutz, Verringerung von Müdigkeit und Ermüdung
Vitamin B3 Niacin 0,04 mg/g	für Energie, Stoffwechsel und schöne Haut
Vitamin C 0,6 mg/g	für Immunsystem, Nervensystem, fängt freie Radikale ab, für Kollagenbildung (Stütz- und Bindegewebe)
Vitamin E 0,28 mg/g	Schutz der Zellen vor oxidativen Angriffen durch freie Radikale
Vitamin K 0,029 mg/g	Für Blutgerinnung und Aufrechterhaltung normaler Knochen

Quelle: u. a. STANDARD TABLES OF FOOD COMPOSITION IN JAPAN – 2015 – (Seventh Revised Edition)

Die besondere Matcha-Wirkung

Wie fühlt man sich nach einer Schale Matcha? Bereits das Ritual der Zubereitung sorgt dafür, dass der Kopf klar wird und der Geist wunderbar entspannt. Eine erhöhte Aufmerksamkeit stellt sich ein und die Fähigkeit, genau darauf zu achten, was immer man im Moment gerade macht, zum Beispiel Lernen oder das Bewältigen kniffliger Aufgaben. In Matcha ist das Beste des grünen Teeblattes in höchster Konzentration enthalten: Matcha-Tee schmeckt nicht nur gut, er macht auch wach und steigert die Leistung. Man fühle sich in einer perfekten Balance aus Belebung und Entspannung, berichten Matcha-Teetrinker. Eine bis zwei Tassen täglich reichen aus, denn seine belebende Wirkung hält bis zu 6 Stunden an. Matcha hat dem Geist viel zu bieten:

- mehr Energie verspüren und Müdigkeit verlieren,
- schneller und klarer denken können,
- Gedächtnis für Zahlen und Namen verbessern,
- Aufmerksamkeit und Konzentration erhöhen,
- Stimmung aufhellen, im Sinne der entspannten Euphorie, welche die Buddhisten als »Satori« bezeichnen.

Weshalb wirkt Matcha so besonders? Matcha enthält Koffein, etwa so viel wie ein Espresso, also pro Tasse etwa 64 Milligramm. Im Vergleich: Grüner Tee hat etwa 32 Milligramm und schwarzer Tee rund 42 Milligramm Koffein. Die Koffeineinwirkung von Kaffee setzt sofort nach dem Kontakt mit der Magensäure ein. Die Koffeineinwirkung von Matcha setzt später ein, da das Koffein aus dem Tee erst im Darm freigesetzt wird. Matcha wirkt andauernder, weil er zunächst das zentrale Nervensystem anregt und so zu einer sanften Ausschüttung von Adrenalin führt. Der Kaffee-»Kick« entfällt, ebenso das nervöse, gejagte Gefühl.

Ein weiterer wirkungsvoller Bestandteil von Matcha ist die Aminosäure L-Theanin. Sie wurde 1949 erstmals von dem japanischen Forscher Yasuo Sakato von der Universität Shizuoka isoliert und identifiziert. Bei hochwertigen Tees rechnet man mit etwa 34 Milligramm L-Theanin pro Schale. Ist sie das Geheimnis des »Meditationstees« und der ruhigen Wachsamkeit, die er erzeugt? Die genaue Wirkung des L-Theanins ist noch nicht umfassend erforscht, aber man nimmt an, dass die Kombination der gegensätzlichen Wirkung von Koffein und L-Theanin ursächlich dafür ist. L-Theanin harmonisiert die aggressive Wirkung des Koffeins und soll die Produktion von Alpha-Wellen im Gehirn stimulieren. Geistige Leistungen gehen mit messbaren Änderungen der Hirnfunktionen einher. Im Zustand entspannter Wachheit ist der sogenannte Alpha-Grundrhythmus vorherrschend. Besonders wenn wir die Augen schließen und die Aufmerksamkeit nach innen lenken. Der Alpha-Status ist also ideal, um Neues zu lernen und um die Kreativität zu stimulieren. Aufgrund der Beschattung vor der Ernte enthält Matcha-Pulver rund fünfmal so viel L-Theanin wie grüner Tee.

Worauf Sie achten sollten

Generell ist anzumerken, dass die positive Wirkung des Matcha-Tees im regelmäßigen Konsum begründet liegt, etwa zwei Tassen pro Tag. Da Matcha viel Koffein enthält, kann eine Überdosierung mit Koffein zu Nebenwirkungen wie Kopfschmerzen, Schwindel, Durchfall oder Sodbrennen führen. Was sollte man bei wiederholtem Genuss beachten? Matcha enthält Oxalsäure, die die Aufnahme von Mineralstoffen wie Magnesium, Kalzium und Eisen behindern kann. Experten empfehlen daher, zwischen der Essenszeit und der Tasse Matcha eine Stunde Abstand einzuhalten. Oxalsäure kann auch die Bildung von Nierensteinen begünstigen, vor allem wenn eine chronische Darmerkrankung vorliegt. Die Wirkung von Betablockern kann durch die Substanzen im Matcha beeinträchtigt werden. Auch während einer Chemotherapie oder einer Krebsdiät ist Grüntee aus diesem Grund tabu. Wer einen empfindlichen Magen hat, sollte Matcha besser nicht auf leeren Magen trinken, es könnte zu Verstopfungen, Magenschmerzen oder Übelkeit kommen.

Wie sieht es mit der radioaktiven Belastung aus? Seit dem Unfall im Kernkraftwerk Fukushima 2011 müssen japanische Teehändler ihren Tee vor der Ausfuhr auf radioaktive Rückstände überprüfen und deren Unbedenklichkeit für eine Einfuhr in andere Staaten lückenlos nachweisen. Was sehen die Bestimmungen der EU für die Einfuhr von japanischem Tee vor? Der gesetzliche Grenzwert liegt für die Cäsium-Formen Cäsium-134 und Cäsium-137 in Summe bei 500 Bq/kg. Um sicherzugehen, dass Sie unbelasteten, gesunden Tee kaufen, hier einige Tipps: Kaufen Sie Tee nur bei einem spezialisierten Händler, der seine Lieferanten kennt und ausschließlich geprüfte Ware verkauft. Ideal ist es, wenn Ihr Händler seinen Tee direkt von der Teefarm oder vom Teeverarbeiter importiert und nicht über Zwischenhändler bezieht, bestenfalls die gesamte Kette vom Teeanbau bis zu seinem Lager kontrolliert und in Deutschland seine Ware zusätzlich durch Fachlabore auf eventuelle Belastungen untersuchen lässt.

Um nicht in den Genuss von Schwermetallen oder Pflanzenschutzmitteln zu kommen, empfiehlt sich der Kauf von Bio-Qualität.

Daily Matcha für Gewichtsabnahme und Wohlbefinden

Abwarten und Matcha trinken? Für eine anhaltende Gewichtsreduktion braucht es schon etwas mehr, nämlich die Kombination von gesundem, kalorienreduziertem Essen mit regelmäßiger Bewegung. Es gibt viele Wege zum Wunschgewicht wie zum Beispiel eine kleine Challenge – eine Ernährungsumstellung, in der Sie jeden Tag Matcha sowohl als Tee wie auch als Zusatz in einer Speise zu sich nehmen. Bauen Sie Matcha in Ihren Plan zur Gewichtsreduktion ein und trinken Sie ihn auch zwischen den Mahlzeiten. Wenn Sie Ihre Fettverbrennung beim Sport ankurbeln wollen, trinken Sie eine Schale Matcha etwa 30 Minuten vor Ihrem Workout. Mit diesen kleinen Schritten erreichen Sie Ihr Ziel ganz entspannt.

So hilft Matcha beim Abnehmen

Einlagern von Körperfett verhindern

Epigallocatechingallat, kurz EGCG, ist ein Superantioxidans und spielt eine bedeutende Rolle für Gewichtsverlust und Fettstoffwechsel. EGCG gehört in der Gruppe der Polyphenole zu den Catechinen. Es kann die Fettoxidation erhöhen, das ist der Prozess, in dem Fett verbrannt wird, um Energie zu erzeugen. Dieser Fähigkeit verdankt der Matcha seine Anwendung in der Behandlung und Vorbeugung von Diabetes und Fettleibigkeit. Matcha enthält 137-mal mehr EGCG als normaler grüner Tee.

Stoffwechsel ankurbeln

Catechine und EGCG interagieren mit verschiedenen Enzymen im Körper und können so die Thermogenese erweitern. Studien haben gezeigt, dass ein 6-Monatsplan mit regelmäßigem Matcha-Teegenuss den Stoffwechsel um rund 40 Prozent steigern kann. Eine Tasse mit Teeaufguss bringt es auf nur etwa acht Prozent.

Kalorienverbrauch steigern

Bei der Thermogenese entsteht Wärme, die die Fettzellen zum Schmelzen bringt. Nun scheinen das Koffein im Matcha und die »Tee-Polyphenole« einen Synergieeffekt zu haben, der diese Thermogenese verlängert und so dem Körper bei der Fettverbrennung hilft. Untersuchungen zeigten, dass Matcha die Fettverbrennung um bis zu 17 Prozent erhöht. Man konnte nachweisen, dass EGCG eine wichtige Rolle bei der Aktivierung der Leber für den Stoffwechsel von Fetten spielt. Matcha ist auch bekannt dafür, ein wirksamer Hemmstoff zu sein, der die Fettresorption über die Darmwände stoppt, die sonst zu einem Zuwachs an Körperfett führen.

Testpersonen, die 90 Milligramm von EGCG dreimal täglich zu sich nahmen, verbrannten rund 266 Kalorien mehr als

Testpersonen, die dies nicht taten. Zusätzlich kurbelt dieser Synergieeffekt den Stoffwechsel über eine Periode von rund 24 Stunden an – im Gegensatz zu dem kurzen Zeitraum, der sich unmittelbar nach reinem Kaffeegenuss anschließt.

Grüner Appetitzügler

Matcha reguliert den Insulin- und Glucosespiegel, denn mit 130 Milligramm pro zwei Gramm Pulver besitzt er einen sehr hohen Gehalt an Catechinen, den sogenannten Tee-Polyphenolen. Anders als Kaffee kontrolliert Matcha unseren Heißhunger, anstatt ihn zu verursachen. Seine Kombination von Koffein plus Polyphenolen sorgt für einen verzögerten, dafür aber länger anhaltenden Effekt. Insbesondere das L-Theanin kann unsere Gelüste auch längerfristig zügeln. Seine Bitterstoffe sorgen bei regelmäßigem Genuss dafür, dass sich das Geschmacksempfinden verändert und süße Speisen als unangenehm empfunden werden.

Mit den weiteren Inhaltsstoffen wie den Flavonoiden und den Vitaminen A, B-Gruppe, C, E und K machen die Catechine Matcha zu einem starken Entzündungshemmer. Da es als wissenschaftlich erwiesen gilt, dass Übergewichtigkeit mit chronischen Entzündungen einhergeht, könnte Matcha ein ausgezeichnetes Hilfsmittel zur Gewichtreduktion sein.

Praktisch kalorienfrei

Wenn Sie Ihren ungesüßten Tee aus zwei Gramm Matcha-Pulver zubereiten, nehmen Sie mit dieser Portion nur 5,5 Kalorien zu sich, denn Matcha weist 2,76 Kilokalorien pro Gramm auf. Im Vergleich dazu enthält ein Glas Orangensaft etwa 111 Kalorien und eine Dose Softdrink rund 138 Kalorien. Zudem besitzt Matcha weitere positive Effekte, die andere Schlankheitsmittel nicht haben: Er steigert den Blutdruck nicht, eine Nebenwirkung, die bei vielen Diätpillen vorkommt. Deshalb können ihn auch Bluthochdruckpatienten einnehmen. Er hat keine Auswirkungen auf den glykämischen Index und ist daher auch für Diabetiker geeignet.

Schneller Morgen-Matcha

Machen Sie sich das Gesundheitspotenzial von Matcha zunutze, lassen Sie dafür Ihren Morgenkaffee einfach einmal stehen und greifen Sie zum »grünen Espresso«.

Für alle, die ihren Frühstücks-Matcha schnell und ohne die traditionellen Utensilien Chasaku, Chawan und Chasen zubereiten wollen, gibt es eine moderne Alternative: den Milchaufschäumer. Sieben Sie einfach einen halben Teelöffel Matcha-Pulver durch ein feinmaschiges Küchensieb in eine Tasse. Nun mit circa 100 Milliliter heißem Wasser mit etwa 80 Grad Celsius aufgießen und mit dem Milchschäumer aufschlagen. Der Geschmack ist gleich, aber dadurch, dass mit dem Milchschäumer mehr Blasen entstehen, ist das Trinkgefühl anders als beim Handaufschäumen.

Zwei Wochen »Daily Matcha« – Ihre Matcha-Challenge

Matcha gibt dem Körper Kraft und Energie für den ganzen Tag wie für ein langes und gesundes Leben. Wie viel Matcha wäre denn nötig, um dank Thermogenese und erhöhtem

Stoffwechsel abzunehmen? Generell geht man von zwei bis drei Portionen am Tag aus. Damit holen Sie sich genügend Schwung, sind ausreichend mit den Nährstoffen versorgt, die Ihren Metabolismus sanft ankurbeln, ohne dass Sie das Koffein zu sehr aufputscht. Bedenken sollten Sie, dass ein Gramm Matcha etwa 32 Milligramm Koffein enthält und Sie daher bei einer Koffeinsensibilität Ihre Dosis entsprechend anpassen. Grundsätzlich ist laut der Europäischen Behörde für Lebensmittelsicherheit (EFSA) eine über den gesamten Tag verteilte Koffeinaufnahme von 400 Milligramm unbedenklich.

Wer sich darauf einlässt, Matcha Schritt für Schritt in seinen Alltag zu integrieren, wird schnell entdecken, wie gut es ihm mit mehr Energie, einer gesünderen Lebensweise und ein paar Pfunden weniger geht. Gleichzeitig erfüllt das kleine Begleitprogramm inspirierender Ideen Geist und Seele und sorgt für innere Balance. Probieren Sie unsere leichten Matcha-Gerichte, erhöhen Sie Ihre körperliche Aktivität und nehmen Sie sich jeden Tag dazu etwas Positives vor. Nach zwei Wochen ist Ihr Wohlbefinden im »grünen Bereich«, Sie werden es sehen!

Tag 1	Tag 2	Tag 3	Tag 4	Tag 5
Morgens: Matcha-Müsli	Abends: Gedämpfter Thunfisch auf Matcha-Reis	Mittags: Kohlcremesuppe	Morgens: Heidelbeer-Knusper	Mittags: Blattsalat mit Matcha-Dressing
Idee:	Idee:	Idee:	Idee:	Idee:
Mehr Bewegung	Bildschirmzeit reduzieren	Ein gutes Buch lesen	Viel Wasser trinken	Zeit für sich nehmen
Tag 6	**Tag 7**	**Tag 8**	**Tag 9**	**Tag 10**
Abends: Sesam-Rindfleischpfanne	Morgens: Pochierte Eier mit Matcha-Salz	Mittags: Matcha-Risotto	Morgens: Power-Frucht-Matcha	Mittags: Grüne Garnelen-Spaghetti
Idee:	Idee:	Idee:	Idee:	Idee:
Ordnung schaffen	Meditieren	Am Schreibtisch stehen statt sitzen	Eine Massage buchen	Jemandem ein Kompliment machen
Tag 11	**Tag 12**	**Tag 13**	**Tag 14**	**Glückwunsch!**
Abends: Kurzgebratene Hühnerbrust mit Matcha-Butter	Mittags: Kaiserlicher Lachs	Morgens: Matcha-Latte	Abends: Matcha-Curry	Wie fühlen Sie sich heute?
Idee:	Idee:	Idee:	Idee:	Ceremonial ☺ ☺ ☺
Selbstlob praktizieren	Ehrenamtlich helfen	Einen langen Spaziergang machen	Schreiben Sie Ihrem künftigen Ich einen Brief	Super Premium ☺ ☺ Premium ☺

Die Challenge-Rezepte

Matcha-Müsli
1 Portion

Zutaten:
- 1 Blutorange
- 40 g Walnüsse
- 150–200 ml Naturjoghurt
- ½ TL Matcha
- 1 EL Honig

Schälen und schneiden Sie die Blutorange in feine Scheiben. Hacken Sie die Nüsse grob. Geben Sie den Joghurt in eine Schüssel, verteilen Sie den Matcha und den Honig darüber. Mit dem Schneebesen gut verrühren. In eine Müslischale umfüllen, mit den Orangenscheiben und den Nüssen belegen und sofort genießen.

Gedämpfter Thunfisch auf Matcha-Reis
2 Portionen

Zutaten:
- 200 g Basmatireis
- 1 ½ TL Matcha
- 4 Thunfischfilets à 80 g
- 1 Stange Lauch
- 1 Limette (Schale fein gerieben und Saft)
- 1 EL Rapsöl
- Meersalz, Pfeffer

Spülen Sie den Reis zweimal in einem Sieb unter fließendem, kaltem Wasser ab. Geben Sie 300 Milliliter Wasser mit dem Reis in einen Kochtopf. Bringen Sie das Wasser zum Kochen, rühren Sie den Matcha ein, reduzieren Sie die Hitze auf das Minimum und lassen Sie den Reis bei geschlossenem Deckel fertig quellen. Brausen Sie die Thunfischfilets kalt ab und trocknen Sie sie mit Küchenkrepp ab. Lauch putzen und in circa 1 Zentimeter breite Ringe schneiden. Für die Marinade verrühren Sie Limettenschale, Rapsöl, Salz und Pfeffer. Gießen Sie die Marinade auf einen Teller, der in den Dämpfkorb passt, und marinieren Sie den Thunfisch darin 5 Minuten. Füllen Sie den Dämpftopf zur Hälfte mit Wasser und bringen Sie es zum Kochen. Legen Sie den Lauch auf den Thunfisch und den Teller dann in den vorbereiteten Dämpfeinsatz. Mit geschlossenem Deckel circa 8 Minuten dämpfen. Auf dem Matcha-Reis servieren.

Kohlcremesuppe
2 Portionen

Zutaten:
- ½ Zwiebel
- 1 ½ Knoblauchzehen
- ½ Kartoffel
- 250 g frischer Grünkohl
- 1 Prise Cayennepfeffer
- 1 Prise schwarzer Pfeffer, frisch gemahlen
- ½ l Gemüsebrühe
- 150 g Koriandergrün
- 1 TL Matcha
- 200 ml Kokosmilch

Schälen und hacken Sie Zwiebel und Knoblauchzehen. Schälen und würfeln Sie die Kartoffel. Rupfen und putzen Sie den Grünkohl, gründlich waschen und abtropfen lassen. Garen Sie Zwiebeln und Kartoffelwürfel in 100 Milliliter Brühe etwa 8 Minuten und geben Sie nötigenfalls mehr dazu, damit das Gemüse nicht anbrennt. Rühren Sie Knoblauch, Cayennepfeffer und schwarzen Pfeffer unter und lassen Sie alles 2 Minuten weitergaren. Heben Sie den Grünkohl unter und garen Sie ihn einige Minuten mit, restliche Gemüsebrühe zugießen. Zum Kochen bringen, Hitze reduzieren und etwa 30 Minuten leise kochen lassen. Koriander waschen und abtupfen und zusammen mit dem Matcha unterheben. Topf vom Herd nehmen und Suppe etwas abkühlen lassen. Alles fein pürieren (Pürierstab oder Mixer). Die Suppe wieder in den Topf geben, Kokosmilch unterrühren und langsam erwärmen.

Heidelbeer-Knusper
8 Portionen

Zutaten:
- 225 g Haferflocken
- 225 g gemischte Nüsse (Mandeln, Walnüsse, Leinsamen, Chia-Samen)
- 55 g brauner Zucker
- 2 EL Öl
- 75 ml Ahornsirup
- 2 TL Vanilleextrakt
- 1 Prise Salz
- 2 ½ TL Matcha
- 225 g getrocknete Heidelbeeren

Heizen Sie den Backofen auf 120 Grad Celsius vor. Mischen Sie in einer großen Schüssel Haferflocken, Nüsse und Zucker. In einer anderen Schüssel mischen Sie Öl, Ahornsirup, Vanilleextrakt und Salz. Gießen Sie die Flüssigkeit über die Trockenmischung und heben Sie alles gut unter. Belegen Sie zwei Backbleche mit Backpapier und verteilen Sie die Müslimischung gleichmäßig darauf. Im vorgeheizten Backofen etwa 1 Stunde backen, dabei alle 15 Minuten umrühren. Aus dem Ofen nehmen. Haferflockenmischung in eine große Schüssel geben und etwas abkühlen lassen. Matcha darüber streuen und gut untermischen. Heidelbeeren unterheben. Luftdicht verschlossen sind die Knusperflocken vier Wochen haltbar. Zum Frühstück die gewünschte Menge mit Mandelmilch oder Sojajoghurt servieren.

Blattsalat mit Matcha-Dressing
2 Portionen

Zutaten:
- ¼ Kopfsalat
- ¼ Radicchio
- ½ TL Meersalz
- 1 TL Agavendicksaft
- schwarzer Pfeffer
- 1 TL Senf
- 3 EL Olivenöl
- 1 TL Matcha
- 1 EL weißes Mandelmus
- 2 EL Limettensaft
- 40 g Blaubeeren

Putzen und waschen Sie den Kopfsalat und schleudern Sie ihn anschließend trocken. Blätter mundgerecht zerzupfen. Radicchio putzen, waschen, aufblättern und grob zerzupfen. Für das Dressing vermischen Sie alle restlichen Zutaten miteinander in einer Schüssel und schmecken mit Salz und Pfeffer ab. Quetschen Sie die Blaubeeren leicht an. Über den Salat geben und servieren.

Sesam-Rindfleischpfanne
4 Portionen

Zutaten:
- 1 TL Matcha
- 2 TL Sojasauce
- 2 TL Sesamöl
- 2 Knoblauchzehen, geschält und gehackt
- 1 Dose Mais (425 ml), abgetropft
- 300 g Brokkoli, in Röschen
- 500 g Zwiebeln, Zuckerschoten, Karotten, gewaschen und klein geschnitten
- 4 Rinderhüftsteaks (à zirka 180 g), quer in dünne Streifen geschnitten
- 1 rote Paprikaschote, gewaschen und gewürfelt
- 2 TL Sesamsaat

Vermischen Sie in einer kleinen Schüssel Matcha mit etwas Sojasauce zu einer weichen Paste. Restliche Sojasauce und Sesamöl unterrühren. In einer Pfanne Knoblauch und Zwiebeln anbräunen. Etwas Öl dazugeben und das Fleisch kurz ringsum anbraten. Nun geben Sie das restliche Gemüse bis auf die Paprika zu und dünsten alles unter Rühren. Eventuell 1 bis 2 Esslöffel Wasser dazugeben. Sobald Fleisch und Gemüse gar sind, heben Sie Sesamsaat und Paprikawürfel unter, mit Sojasauce beträufeln. 2 Minuten weiter braten, dann servieren.

Pochierte Eier mit Matcha-Salz
2 Portionen

Zutaten:
- 90 g Meersalz
- 1 gestr. TL Matcha
- 4 Eier
- 1 EL weißer Essig
- Vollkornbrötchen

Mischen Sie Salz und Matcha. Geben Sie in eine große Pfanne Wasser und Essig bis zu einer Höhe von 5 Zentimetern, erhitzen Sie es, bis Blasen den Pfannenboden und -rand bedecken. Das Wasser soll nicht kochen. Schlagen Sie nun vorsichtig ein Ei in einer anderen kleinen Schale auf (das Eigelb darf nicht auslaufen). Rühren Sie das Kochwasser mit einem Löffel kräftig um, bis in der Mitte ein Strudel entsteht. Lassen Sie das aufgeschlagene Ei ins Wasser gleiten. Mit den restlichen Eiern genauso verfahren, darauf achten, dass sie sich im Wasser nicht berühren. Nach 3 bis 4 Minuten nehmen Sie jedes Ei mit einem Löffel aus dem Wasser und lassen es kurz auf Küchenkrepp abtropfen. Vollkornbrötchen aufschneiden, eine Hälfte mit Ei belegen und mit Matcha-Salz besprenkeln.

Matcha-Risotto

2 Portionen

Zutaten:
- ½ Zwiebel
- ½ Lauchzwiebel
- ½ EL Olivenöl
- 75 g grüner Spargel
- 30 g Parmesan
- 125 g Risotto-Reis
- 50 ml Sake
- 50 ml Weißwein
- 300 ml heiße Gemüsebrühe
- 40 g geschälte Edamame
- 1 TL Butter
- 1 TL saure Sahne
- 1 TL gehackte frische Petersilie
- 1 TL Limettensaft
- 1 TL Zitronensaft
- ½ TL Matcha
- Pfeffer

Schälen und würfeln Sie die Zwiebel und schneiden Sie die Lauchzwiebel in Ringe. Spargel waschen, putzen, in Stücke schneiden. Parmesan reiben. Beides beiseite stellen. Braten Sie die Zwiebeln in Öl an, fügen Sie den Reis hinzu und lassen Sie ihn kurz mitbraten. Mit Sake ablöschen und einköcheln lassen, Weißwein hinzufügen und einköcheln lassen. Gießen Sie nach und nach die Gemüsebrühe dazu und rühren Sie immer wieder um. Kurz bevor der Reis bissfest ist, heben Sie Spargel und Edamame unter und lassen beides darin garen. Rühren Sie Butter, saure Sahne und Petersilie unter. Schmecken Sie mit Parmesan und den Zitrussäften ab. Lösen Sie das Matcha in wenig Wasser auf und rühren Sie es unter den Risotto. Mit Pfeffer würzen.

Power-Frucht-Matcha
1 Portion

Zutaten:
- 250 ml griechischer Naturjoghurt
- 1 TL Matcha
- 1 EL Ahornsirup
- 1 Banane
- 1 Erdbeere
- 1 TL Chia-Samen
- 1 EL Mandelblättchen
- 1 EL ungesüßte Kokosflocken

Geben Sie Joghurt, Matcha und Ahornsirup in eine Schale und vermischen Sie alles. Schälen und schneiden Sie die Banane in Scheiben, waschen und halbieren Sie die Erdbeere. Geben Sie die Joghurtmischung in eine Müslischale und anschließend die Früchte darauf, streuen Sie Chia-Samen, Mandelblättchen und Kokosflocken über den Joghurt.

Grüne Garnelen-Spaghetti

2 Portionen

Zutaten:
- 10 TK-Garnelen, roh und geschält
- 200 g grüne Spaghetti
- 125 g Mozzarella 9 %
- 1 TL Olivenöl
- 100 ml Weißwein
- 200 ml Sojacreme
- 2 TL Matcha
- Salz, Pfeffer
- 70 g Blattspinat

Spülen Sie die tiefgefrorenen Garnelen in einem Sieb unter kaltem Wasser kurz ab und lassen Sie sie bei Zimmertemperatur 1 bis 2 Stunden auftauen. Bringen Sie Nudelwasser zum Kochen und kochen Sie die Spaghetti nach Packungsanleitung. Schneiden Sie den Mozzarella in kleine Stücke. Trocken tupfen. Öl in der Pfanne erhitzen und Garnelen etwa 2 Minuten braten. Den Weißwein zugießen und zum Kochen bringen. Die Sojacreme und den Käse zufügen. Matcha, Salz und Pfeffer gut unterrühren. Spülen Sie den Blattspinat kurz unter kaltem Wasser ab. Gießen Sie die garen Spaghetti ab. Geben Sie beides in die Käsesauce und lassen Sie alles bei kleiner Hitze ein paar Minuten ziehen.

Kurzgebratene Hühnerbrust mit Matcha-Butter

2 Portionen

Zutaten:
- 200 g Hühnerbrust ohne Haut und Knochen
- 1 TL Olivenöl
- 20 g Butter, fettreduziert 57 %
- 2 TL Matcha
- Salz

Waschen Sie die Hühnerbrust, tupfen Sie sie trocken und schneiden Sie sie in mundgerechte Stücke. Erhitzen Sie das Öl und braten Sie das Fleisch jeweils etwa 4 Minuten pro Seite. Schmelzen Sie die Butter in einer weiteren Pfanne, nehmen Sie diese vom Herd und rühren Sie Matcha und Salz ein. Sauce über das Fleisch geben und servieren.

Kaiserlicher Lachs

2 Portionen

Zutaten:
- ½ TL Matcha
- 1 EL Fleur de sel
- 2 Lachsfilets à etwa 115 g mit Haut
- Olivenöl
- Koriandergrün
- Limettenspalten

Mischen Sie Matcha und Salz. Legen Sie den Lachs auf Backpapier und massieren Sie die Salzmischung gut ein (Sie benötigen nicht die gesamte Menge). Erhitzen Sie das Öl in einer

Pfanne und geben Sie den Lachs hinein, Haut nach oben. 2 bis
4 Minuten braten. Fisch auf die Hautseite drehen und weitere
2 bis 4 Minuten braten. Den gebratenen Lachs aus der Pfanne
nehmen und vorsichtig die Haut entfernen. Legen Sie die Haut
auf der weichen Seite wieder zurück in die Pfanne und braten
Sie diese kurz knusprig. Den Fisch auf Tellern verteilen. Mit
der knusprigen Haut, dem Koriander und den Limettenspalten anrichten. Dazu braunen Basmatireis servieren.

Matcha-Latte
1 Portion

Zutaten:
- 1 EL heißes Wasser
- 1 TL Matcha
- 240 ml Milch

Vermischen Sie in einer Metallkanne das heiße Wasser mit
dem Matcha, bis dieser sich ganz verteilt hat. Geben Sie die
Milch dazu und halten Sie die Kanne in den Dampfstrahl
einer Cappuccino-Maschine, bis die Milch etwa ihr Volumen
verdoppelt hat. Für die Zubereitung ohne Cappuccino-Maschine erwärmen Sie die Matcha-Milch auf dem Herd und
schäumen sie mit einem kleinen Milchschäumer auf.

Matcha-Curry
2 Portionen

Zutaten:
- 150 g Reismischung mit Wildreis
- 200 ml Wasser

- 1 kleine Zwiebel
- ½ Möhre
- 1 Knoblauchzehe
- 100 g Hühnerbrust ohne Haut
- 1 EL Sonnenblumenöl
- 2 cm Ingwer
- 150 ml Wasser
- 1 Brühwürfel
- 1 EL Currypulver
- 1 Lorbeerblatt
- 1 TL Honig
- 75 ml Sojacreme
- 1 TL Matcha
- Salz, Pfeffer
- Petersilie

Kochen Sie die Reismischung mit Wasser in etwa 20 Minuten gar. Schälen und hacken Sie Zwiebel, Möhre und Knoblauch. Schneiden Sie das Hühnerfleisch in kleine Stücke. Erhitzen Sie das Öl in einer Pfanne und dünsten Sie darin die Zwiebel- und Möhrenstückchen. Geben Sie das Fleisch und den Knoblauch dazu und pressen Sie den Ingwer durch die Knoblauchpresse. Alles 5 Minuten braten. Geben Sie dann Wasser, Brühwürfel, Curry, Lorbeer und Honig dazu und garen Sie alles etwa 15 Minuten. Hitze ausschalten, Sojacreme und Matcha unterrühren. Mit Salz und Pfeffer würzen, 5 Minuten ziehen lassen. Auf Reis mit Petersilie servieren.

Matcha-Wellness

Im zeitgleichen Effekt von Belebung und Beruhigung besitzt Matcha ein umfassendes Wirkprinzip: Er schenkt uns Energie, aktiviert unsere Selbstheilungskräfte und macht uns schön.

Fitmacher Matcha

Tee hatte bei den chinesischen Mönchen des Ch'an-(Zen-)Buddhismus eine zentrale Funktion. Sie verwendeten die Teeziegelmethode, bei der beschatteter Tee gepflückt, gedämpft, im Mörser zerstoßen, in kleinen Formen getrocknet und dann in Korbgefäßen aufbewahrt wurde. Auf diese Weise entstanden Teeziegel, die über dem Feuer geröstet und gebacken wurden, bevor man sie auf einem Mühlstein zu Pulver zermahlte. Die Vorbereitung und der Verzehr dieses Tees waren untrennbar mit den Mönchsregeln und ihrer geistigen Lehre verbunden. Der chinesische Autor Lu Yu beschrieb im 8. Jahrhundert in »Ch'a Ching«, dem ersten Buch, das je dem Tee gewidmet war: »Die Bedeutung des Trinkens ist sehr tief. Durch Getränke wird der Durst gelöscht, Zorn wird durch Wein besänftigt und Müdigkeit durch Tee verscheucht.«[3] Und so entwickelte sich in der Gemeinschaft der Zen-Mönche mit der Zeit ein äs-

---

3   Hennemann, Chasho, S. 18.

thetisches Ritual des Teekultes. Fast drei Jahrhunderte später war Matcha ein von japanischem Adel und der einflussreichen Kaste der Samurais geschätztes Getränk. Es heißt, bevor die Mitglieder des sogenannten Schwertadels in den Kampf zogen, tranken sie Matcha wegen seiner über zwei bis sechs Stunden anhaltenden energiespendenden Fähigkeiten. Sie wussten, dass der Tee stimuliert und dabei hilft, die Leistungsfähigkeit durch eine Verbesserung von Reaktionszeit, Konzentration und Ausdauer zu steigern. Zudem wirkt L-Theanin psychisch ausgleichend und kann helfen, Stress und Angst abzubauen. In Kombination mit Koffein ist diese Aminosäure ein mächtiger Verbündeter gegen Müdigkeit.

Rezepte für den grünen Energiekick

Wenn uns das Nachmittagstief einholt und wir »asap« Energie brauchen, helfen Snacks aus Trockenfrüchten, Nüssen und Matcha sofort. Sie können die Snacks zuhause vorbereiten und sie als Zwischenmahlzeit überallhin mitnehmen.

Matcha-Energieriegel
12 Stück

Zutaten:
- 195 g Pistazienkerne, grob gehackt
- 15 g gepufftes Quinoa
- 85 g Quinoa-Flakes
- 60 g getrocknete Cranberrys, gehackt
- 1 TL gemahlene Vanille

- ½ EL Matcha
- 1 Prise Salz
- 2 EL Kokosöl, geschmolzen
- 100 ml Ahornsirup

Heizen Sie den Backofen auf 160 Grad Celsius vor. Vermischen Sie gut alle Zutaten in einer großen Schüssel. Eine quadratische Springform (26 x 26 Zentimeter) mit Backpapier auslegen, sodass es über den Rand reicht. Geben Sie die Mischung hinein und drücken Sie sie mit einem Löffel fest. 15 bis 20 Minuten backen, abkühlen lassen, mit dem Papier aus der Form heben. Auf einem Küchenbrett Riegel schneiden. In einer Dose oder im Kühlschrank aufbewahren.

Energie-Kugeln I
10 Stück

Zutaten:
- 90 g getrocknete Datteln, entsteint
- 75 g Mandeln
- 25 g ungesüßtes Kakaopulver
- 1 TL Matcha + eine Prise zum Bestäuben
- 1 TL ungesüßte Mandelmilch

Verarbeiten Sie Datteln und Mandeln im Mixer, bis diese eine klebrige Masse bilden. Masse auflockern, Kakaopulver, Matcha und Mandelmilch zugeben. Das Ganze weiter verarbeiten, bis es zu einer klebrigen Masse wird. Teilen Sie die Masse in 10 gleiche Teile, formen Sie Kugeln daraus und bestäuben Sie diese mit Matcha. Im Kühlschrank sind die Kugeln etwa 14 Tage haltbar.

Energie-Kugeln II

35 Stück

Zutaten:
- 2 sehr reife Bananen, zerdrückt
- 120 g Mandelmehl
- 80 g Haferflocken, zu feinem Pulver vermixt
- 60 g kernige Haferflocken
- 40 g Chia-Samen
- 40 g geschroteter Leinsamen
- 75 g Kokosraspeln
- 50 g ungesüßtes Kakaopulver
- ¼ TL Salz
- 50 g Mandelbutter
- 80 g Honig
- 2 TL Vanilleextrakt
- 30 g Kokosraspeln
- 1 EL Matcha

Alle trockenen Zutaten in eine Schüssel geben und miteinander vermischen. Geben Sie nun die Flüssigkeiten dazu und verrühren Sie alles gut mit einem Löffel. In einer anderen Schüssel vermischen Sie 30 Gramm Kokosraspeln mit 1 Esslöffel Matcha. Beiseite stellen. Mit einem Eisportionierer entnehmen Sie jeweils die einem Esslöffel entsprechende Menge und formen sie zu einer Kugel. Auf diese Weise entstehen 30 Kugeln, die Sie dann im Kokosnuss-Matcha-Mix rollen. Im Kühlschrank aufbewahren.

Matcha-Protein-Shake nach dem Sport
1 Portion

Zutaten:
- 1 ½ TL Matcha
- 1 EL Proteinpulver Vanille
- 175 g Wassermelone
- Eiswürfel

Geben Sie alle Zutaten in einen Mixer und servieren Sie den Shake mit Eiswürfeln.

Matcha-Orange
1 Portion

Zutaten:
- 1 TL Matcha
- 1 Orange
- Wasser
- ½ TL Honig
- 1 Scheibe Orange
- Ingwer nach Belieben

Vermischen Sie das Matcha-Pulver mit 80 Grad Celsius warmem Wasser in einer Schale. Geben Sie den Saft einer Orange hinzu, füllen Sie die Schale mit kaltem Wasser auf. Honig, eine Scheibe Orange und Ingwer dazugeben.

Matcha-Vital-Shake
1 Portion

Zutaten:
- 225 g Spinat oder Grünkohl
- 200 ml Mandelmilch
- 125 ml Wasser
- 1 tiefgefrorene Banane
- 2–3 TL Matcha
- 1–2 TL Maca-Pulver
- 1 TL geschroteter Leinsamen
- ¼ Avocado

Verrühren Sie alle Zutaten bis auf die Avocado in einem Mixer. Avocado zugeben, kurz vermixen und sofort servieren.

Grüne Karamellmandeln
ca. 400 g

Zutaten:
- 110 g Zucker
- 2 EL Wasser
- 1 EL Butter
- 1 große Prise Salz
- 220 g Mandeln
- 3 EL Matcha

Belegen Sie ein Backblech mit Backpapier. Lösen Sie in einem kleinen Topf Zucker mit 2 Esslöffeln Wasser auf und schmelzen Sie ihn bei mittlerer Hitze etwa 3 bis 5 Minuten zu bernsteinfarbenem Karamell. Vom Herd nehmen, Butter und Salz unterrühren. Heben Sie die Mandeln schnell unter. Auf dem vorbereiteten Backblech ausstreichen und auskühlen lassen. Matcha in eine große Schüssel sieben. Brechen Sie den Karamell in einzelne Mandelstücke und wenden Sie diese im Matcha. Streifen Sie den restlichen Matcha in einem Sieb ab. Im Kühlschrank etwa 3 Tage haltbar.

Minze-Matcha-Bonbons
225 g

Zutaten:
- 4 EL Matcha
- 4 Tropfen natürliches Zitronenaroma
- 225 g weiße Blütenpaste
- ½ TL Pfefferminzextrakt

Kneten Sie 2 Esslöffel Matcha und Zitronenaroma gleichmäßig in die Blütenpaste ein. Kneten Sie den Pfefferminzextrakt ein. Bestäuben Sie die Arbeitsfläche leicht mit etwas Matcha und rollen Sie die Blütenpaste einen guten halben Zentimeter dick mit dem Nudelholz aus. Die restlichen 2 Esslöffel Matcha in eine kleine Schüssel geben. Tauchen Sie jeweils einen Mini-Plätzchenausstecher in den Matcha und stechen Sie damit Bonbons aus der Blütenpaste aus. Fertige Minzbonbons in die Schüssel mit Matcha geben, überschüssigen Matcha abschütteln und Bonbons auf einem Backpapier mindestens 12 Stunden aushärten lassen.

Kalt gebrauter Matcha-Energiedrink

Ein echter Energiedrink für unterwegs. Füllen Sie etwa 250 Milliliter Eiswasser in eine Flasche und geben Sie einen halben Teelöffel Matcha dazu. Nun die Flasche kräftig schütteln. Oder Sie geben die Zutaten in einen Mixer. Diese unschlagbare Kombination von L-Theanin und Koffein verleiht einen wunderbaren Energiekick mit nicht einmal drei Kalorien! Wer noch mehr erfrischendes Aroma will, kann einen Schuss Zitronensaft oder Yuzu-Saft von der japanischen Zitrusfrucht Yuzu dazu geben. Sie können den vorbereiteten Energiedrink im Kühlschrank ein bis zwei Tage aufbewahren. Vor dem Genuss einfach noch einmal gut aufschütteln, da sich Matcha nie völlig auflöst und einen Bodensatz bildet. Kalt getrunken ist Matcha-Tee zudem ein ideales Sportlergetränk, denn er schützt die Muskelfasern und beugt Rissen vor. Die Muskeln werden elastischer und belastbarer, Muskelkater tritt seltener auf.

Die tägliche 10-Minuten-Matcha-Meditation

Mit diesem einfachen und charmanten Morgenritual geben Sie dem Tag, der vor Ihnen liegt, eine ganz besondere Qualität. Probieren Sie es doch einmal eine Woche lang aus und entdecken Sie, dass Sie mehr Energie über den Tag verteilt haben und Sie viel widerstandsfähiger sind.

— Stehen Sie vor Ihrer Familie auf, denn Sie brauchen jetzt etwa zehn Minuten Abgeschiedenheit. Sie können sich auch 20 Minuten oder mehr nehmen, aber zehn Minuten sind das Minimum.

– Bevor Sie duschen oder sich waschen, gießen Sie sich in
der Küche ein mittelgroßes Glas Wasser ein. Trinken Sie
es idealerweise mit ein paar Spritzern Zitronensaft. Nach
dem Nachtschlaf braucht Ihr Körper Flüssigkeit – ein guter Grund, das Trinken zu einer täglichen Gewohnheit zu
machen.

– Nehmen Sie sich fünf Minuten, um sich eine wunderbare
Schale Matcha zuzubereiten. Tun Sie das so achtsam und
so bewusst wie möglich. Das hört sich vielleicht kompli-
ziert an, ist es aber nicht. Wenn Sie Ihr Ritual ein paar Mal
gemacht haben, führen Sie die nötigen Handgriffe und Bewegungen wie von selbst aus. Sie kommen in eine medita-
tive Haltung und finden innere Ruhe.

– Während das Wasser zum Kochen kommt, nehmen Sie
den Matcha aus dem Kühlschrank. Ihre Utensilien stellen
Sie vor sich hin und bereiten dann Ihren Matcha wie auf
Seite 21 beschrieben zu.

– Nehmen Sie Ihre Schale Matcha und setzen Sie sich fünf
Minuten damit hin. Suchen Sie sich einen Platz, von dem
aus Sie in die Natur schauen können, egal, wie wenig das
sein mag.

– Trinken Sie Ihren Tee in kleinen Schlucken und genießen
Sie ihn bewusst. Versuchen Sie einzuatmen, wenn Sie
ihn im Mund schmecken und atmen Sie beim Schlucken
aus. Spüren Sie, wie lange der Geschmack nachklingt?
Wünschen Sie sich und Ihrem Körper Gutes und seien
Sie dankbar für die Energie, die Sie auf diese Weise sam-
meln. Nach diesem persönlichen Einstieg sind Sie bereit
für den Start in Ihren Alltag mit Familie, Kindern, Freun-
den, Arbeit, Smartphone und Co.

— Versuchen Sie, so viele Tage wie möglich auf diese ent-
spannte Weise zu beginnen.

Detox deluxe

Neben L-Theanin, Catechinen, EGCG, Antioxidantien und
Vitaminen enthält Matcha-Tee jede Menge Chlorophyll. Anders als Schwarztee wird Matcha nämlich nicht fermentiert.
Bei der Fermentation werden die Teeblätter gezielt dem
Luftsauerstoff ausgesetzt, sie oxidieren und werden dadurch
schwarz. Bei Grüntee findet diese Oxidation nicht statt und
die getrockneten Blättchen bleiben intensiv grün. Je stärker
das Grün, desto mehr Chlorophyll ist enthalten, das wichtig für den typischen Geschmack des Tees ist. Was für den
Menschen die Basis zum Leben ist, nämlich Sauerstoff und
Nahrung, ist für die Pflanze der Traubenzucker. Um ihn zu
erhalten, nutzt die Pflanze die Fotosynthese: Hierbei werden
Sonnenlicht, Kohlendioxid aus der Luft, Wasser aus dem Boden und das Chlorophyll im Blattgrün zu neuen Stoffen zu-
sammengesetzt: zu Sauerstoff und Traubenzucker – und damit kann die Pflanze wachsen. Trinken wir nun Matcha-Tee,
nehmen wir das Chlorophyll auf. Dem Pflanzengrün werden
viele gesundheitliche Wirkungen zugeschrieben, so soll es
blutreinigend und blutbildend wirken und deshalb besonders effektiv für Detox- und Entschlackungskuren sein. Das
Immunsystem wird gestärkt, die Durchblutung gefördert, die
enthaltenen Bitterstoffe schützen die Körperzellen vor freien
Radikalen. Besonders Leber, Nieren und Verdauungssystem
werden bei der Ausleitung unterstützt.

Die sanfte Alternative

Detoxing ist eine kurze kalorienreduzierte Auszeit und zugleich eine Alternative zu radikaleren Fastenkuren. Sieben bis zehn Tage durchbrechen Sie dabei Ihre Ernährungs- und Lebensstilgewohnheiten, der Körper darf sich währenddessen erholen. Auf dem Speiseplan stehen frisches Obst und Gemüse (möglichst bio) wie Spargel, Ananas, Gurke, Kartoffel, Mango, Artischocke und Apfel, und fettarme Kost. Tabu sind Fast Food, Tiefkühl- und Dosenkost. Je weniger weiterverarbeitet die Nahrungsmittel sind, desto weniger belastende Zusätze wie Stabilisatoren und Geschmacksverstärker nehmen Sie zu sich. Schlafen Sie ausreichend, etwa sieben bis acht Stunden. Verzichten Sie auf übersäuernde Lebensmittel wie Fleisch, Käse, Weißmehl, Süßigkeiten, Alkohol, Nikotin und Kaffee. Treiben Sie Sport und bewegen Sie sich bewusst an der frischen Luft. Vor dem Start kommt die Darmentleerung. Bewährt hat sich hier Glaubersalz (Natriumsulfat-Decahydrat), von dem ein bis zwei gehäufte Teelöffel in rund 250 Millilitern lauwarmem Wasser aufgelöst und dann in großen Schlucken getrunken werden. In der folgenden Stunde setzt die Wirkung ein, die Sie unbedingt in Ihren Tagesablauf einplanen sollten. Wer in Sachen Darmentleerung unsicher ist, berät sich zu dem Thema am besten mit seinem Arzt. Während der Kur sollten Sie viel Wasser trinken, mindestens zwei bis drei Liter pro Tag. Gönnen Sie sich zusätzlich Massagen, Körperpeelings, Bäder oder einen Gang in die Sauna. Sie werden bemerken, dass Ihnen diese Detox-Woche guttut und Sie mit den Detox-Smoothies dann künftig auch einen wöchentlichen Detox-Tag durchführen können. Ihre Selbstheilungskräfte werden aktiviert und der Körper kommt wieder in Balance.

Die 7-Tage-Frischekur mit Matcha-Smoothies

Das Frühstück ist Ihre erste Mahlzeit am Tag. Sie sollten sie nie ausfallen lassen, denn die Nährstoffe, die Sie dabei aufnehmen, stillen nicht nur den Hunger, sondern halten Gelüste den ganzen Tag in Schach. Studien konnten aufzeigen, dass speziell Matcha-Smoothies ideal fürs Frühstück geeignet sind. Sie bringen den Stoffwechsel schnell in Schwung und sorgen für eine bessere Konzentration. Mit ihren Ballaststoffen und leichtem Protein zügeln sie den Appetit und helfen so, Kalorien zu sparen. Mixen Sie Matcha mit Früchten, Quinoa, Chia-Samen, Leinsamen, fettarmem Joghurt oder Spinat und süßen Sie nach Bedarf mit Stevia oder Honig. Fertig!

Tag 1	Tag 2	Tag 3
Ingwer-Matcha-Smoothie	Matcha-Birne-Spinat-Smoothie	Superfood-Smoothie
Ingwer ist gut für das Immunsystem bei Erkältung.	Verpasst der Gesundheit einen gewaltigen Kick.	Ist auch ein Supersnack nach dem Training.
Tag 4	Tag 5	Tag 6
Matcha-Smoothie	Matcha-Kohl-Pfirsich-Smoothie	Honigmelonen-Smoothie
Alles, was Sie zum Frühstück brauchen.	Grünkohl entgiftet den Körper und stärkt den Kreislauf.	Mit 42,3 mg Kalium pro Portion Blutdruck senkend.

Tag 7
Matcha-Spinat-Kiwi-Smoothie

1 große Kiwi deckt den Tagesbedarf an Vitamin C.

Die Smoothie-Rezepte

Ingwer-Matcha-Smoothie
1 Portion

Zutaten:
- 1 TL Matcha
- 2 EL frisch geriebener Ingwer
- 1 EL Honig
- Saft einer halben Limette

Alle Zutaten im Mixer verrühren, bis ein glattes Getränk entsteht. Sofort genießen.

Matcha-Birne-Spinat-Smoothie
1 Portion

Zutaten:
- ½ TL Matcha
- 1 Birne ohne Kernhaus
- 225 g Babyspinat
- 225 ml Mandelmilch nach Belieben

Alle Zutaten im Mixer verrühren, bis ein glattes Getränk entsteht.

Superfood-Smoothie
1 Portion

Zutaten:
- 1 TL Matcha
- 1 TL getrocknete Maulbeeren
- 1 EL Reisproteinpulver
- 450 ml Mandelmilch
- 1 EL fein geschroteter Leinsamen
- 2 entsteinte Datteln
- 1 EL Mandelmehl
- 1 Tasse Eiswürfel
- Stevia zum Süßen nach Belieben

Alle Zutaten im Mixer verrühren, bis ein glattes Getränk entsteht. Sofort genießen.

Matcha-Smoothie
1 Portion

Zutaten:
- 1 TL Matcha
- 125 ml Joghurt
- ½ Tasse Eiswürfel
- 2 EL Honig

Alle Zutaten im Mixer glatt verrühren.

Matcha-Kohl-Pfirsich-Smoothie
1 Portion

Zutaten:
- 2 TL Matcha
- 2 Grünkohlblätter ohne Stängel
- 1–2 reife Pfirsiche
- 225 ml Mandelmilch
- 1 gefrorene Banane nach Belieben
- ½ TL frisch geriebener Ingwer
- Eiswürfel

Alle Zutaten im Mixer glatt verrühren.

Honigmelonen-Smoothie
1 Portion

Zutaten:
- 1 gefrorene Banane
- 1 TL Matcha
- 1 TL Honig
- ½ Honigmelone
- 50 ml Mandelmilch

Schälen Sie die Melone und schneiden Sie sie in Stücke. Schneiden Sie die Banane in schmale Scheiben. Alle Zutaten im Mixer zu einem glatten Getränk verrühren.

Matcha-Spinat-Kiwi-Smoothie
1 Portion

Zutaten:
- 1 kleiner Apfel
- 1 Kiwi
- 30 g Babyspinat
- 280 ml Wasser
- 2–3 EL Agavendicksaft
- ½ TL Zimtpulver
- ½ EL Matcha

Entkernen Sie den Apfel, schälen Sie die Kiwi und waschen Sie den Spinat. Alle Zutaten im Mixer zu einem glatten Getränk verrühren.

Matcha-Beauty

Unsere Haut bestimmt über unser Wohlbefinden, Aussehen und Selbstwertgefühl. Was braucht eine schöne Haut? Regelmäßige und bedarfsgerechte Pflege, den nächtlichen Schönheitsschlaf, eine ausgewogene Ernährung und Bewegung. Unsere Haut lebt und bildet sich durch Zellteilung immer wieder neu. Das ist unsere Chance, die Spuren, die das Leben hinterlässt, zu mildern, hier mithilfe des feinen, grasgrünen Matcha. Er bietet nicht nur enorme Gesundheitsvorteile, wenn man ihn verzehrt, auch äußerlich angewendet kann er pflegend, schützend, regenerierend und vitalisierend wirken.

Matcha ist nicht billig, jedoch eine problemlose Ingredienz speziell für selbstgemachte Schönheitsanwendungen. Nehmen wir als Beispiel Augenringe: Nach kurzen Nächten oder stressigen Tagen sieht man die Erschöpfung sehr schnell unter der dünnen Haut um die Augen. Eine winzige Prise Matcha pur in etwas Augencreme eingearbeitet und sanft eingeklopft, kann den Blick wecken. Natürliche Teebäder mit Matcha gelten als besonders feuchtigkeitsspendend durch die enthaltenen Vielfachzucker, die Polysaccharide. Erfrischend aromatische Seifen, die eine entzündungshemmende Wirkung auf die Haut besitzen, zaubern Sie aus Matcha plus Grünteeblättern. Sie können mit Matcha natürliches Gesichtswasser herstellen. Auf der Basis eines starken Tees von Bio-Blüten wie Rosen oder Kamillen, aber auch von Pfefferminze, erhalten Sie mit der Zugabe von Matcha ein herrliches Tonic für die Haut. Damit lässt sich die Haut perfekt auf die Pflege vorbereiten. Bringen Sie Matcha in Ihre Lotionen, Cremes und Balsamrezepturen ein, zum Beispiel für streichelzarte Haut im Winter, wenn eisige Temperaturen intensive Pflege erfordern. Entgiftende Körperpeelings mit Matcha sind das Mittel der Wahl für jugendliche Haut. Im einfachsten Fall verarbeiten Sie dafür, was Sie gerade in der Küche finden: Olivenöl, Honig und grobes Salz zu gleichen Teilen und einen Teelöffel Matcha. Vermischen, fertig! Wer einen strahlenden, verfeinerten und ausgeglichenen Teint möchte, sollte sich einmal eine Gesichtsmaske mit Matcha gönnen. Um die Wirkung der Maske zu verstärken, kann man sie in der Badewanne tragen, weil dann der Wasserdampf die Wirkung potenziert.

Der Experte für Anti-Aging und strahlende Haut

Das Grünteepulver Matcha kann man also nicht nur trinken, sondern auch äußerlich als Beauty-Booster einsetzen. Wie macht der Matcha das nur? Matcha wirkt antibakteriell, entgiftet die Haut und soll sogar bei Pigmentflecken helfen. Schwellungen heilen ab und auch Narben und Akne profitieren von hochwertigem Matcha. Eine mit Matcha verwöhnte Haut fühlt sich weich und geschmeidig an, wirkt glatt und prall. Die großartige Kombination von Inhaltsstoffen ist das Geheimnis seines Erfolges. Sie kennen sie bereits, doch nun entdecken Sie eine ganz neue Seite davon, die »Haut-Seite« sozusagen.

- **Antioxidantien:** Matcha enthält Polyphenole, die für ihre antioxidativen Eigenschaften geschätzt werden. Und da wir das ganze Blatt genießen, bekommen wir mit Matcha viel mehr Antioxidantien ab als mit einem anderen Tee. Im Rahmen von Gesichtsbehandlungen spielt Matcha dann alle seine Vorteile aus, denn der sogenannte ORAC-Wert ist in Matcha besonders hoch. Je höher dieser Wert, desto stärker die antioxidative Wirkung. Was können die Antioxidantien für die Haut Gutes tun? Sie reparieren die negativen Effekte von freien Radikalen, die das Gewebe altern lassen, und fördern so ein gesundes Hautbild. Polyphenole und Catechine schützen außerdem die Haut vor Schäden durch UV-Strahlung, Wind und Wetter und regenerieren die Haut bei Sonnenbrand. Sie schützen auch vor Entzündungsprozessen im Körper und können Akne, Pickel und Pusteln oder raue Stellen beseitigen. Bei Gesichtsmassagen beispielsweise bringt der feine Tee die Zellgeneration ordentlich in Schwung.

- **EGCG:** Das Epigallocatechingallat EGCG hilft uns nicht nur beim Abnehmen, sondern ist ein natürlicher Muntermacher für unsere Haut. Im Alter von etwa 50 Jahren beginnen die Zellen, in eine Art »Tiefschlaf« zu fallen. Dieses Phänomen beobachtete der amerikanische Gerontologe Leonard Hayflick bereits Anfang der Sechzigerjahre. Die Zellen regenerieren sich dann nicht mehr, reparieren sich nur unzureichend und sie teilen sich nicht mehr. Und hier setzt das EGCG an. Durch seinen hohen Anteil im Matcha vitalisiert das Superantioxidans die Zellen, damit sie ihre Funktionen optimal ausführen können. Der Alterungsprozess wird dahin gehend korrigiert, dass die Haut ebenmäßiger und fester wirkt, ihre Feuchtigkeitsbarriere wird gestärkt und Fältchen werden minimiert.

- **Catechine:** Für alle Sonnenanbeter und Outdoor-Sportler ist Matcha ein guter Hautschutz. Freie Radikale durch Sonneneinstrahlung schädigen die Zellmembranen der Hautzellen und lassen sie schneller altern. Die in Matcha enthaltenen Catechine ähneln in ihrer Wirkung einer Antifaltencreme. Sie hindern freie Radikale daran, in die Haut einzudringen und sie blass und faltig aussehen zu lassen. Eine starke antibiotische Wirkung verdankt Matcha den Vitaminen A und C, Kalzium, Protein, Eisen und Kalium. Das Ergebnis ihres reinigenden Talents ist ein gestärktes hauteigenes Immunsystem. Und was sieht man davon? Eine strahlende, geklärte und geschmeidige Haut ohne Verfärbungen oder Altersflecken.

- **Chlorophyll:** Durch die Beschattung während der letzten vier Wochen vor der Ernte produziert die Teepflanze mehr Chlorophyll als alle anderen Pflanzen und besitzt dadurch besondere Detox-Eigenschaften. Sie helfen dem Körper, toxische Substanzen und gesundheitsgefährdende Stoffe wie Schwermetalle, Pestizide, Acrylamid oder Formaldehyd auszuscheiden. Sie erhalten wieder ein jugendliches und glattes Hautgefühl und sehen auch so aus.

Die Rezepturen

Der edle, hochwertige und auserlesene Matcha diente als Medizin, steigerte die Konzentration während der Meditation und steht noch immer im Mittelpunkt der japanischen Teezeremonie mit den vier Prinzipien, Harmonie, Respekt, Reinheit und Stille. Einst war er dem japanischen Kaiserhaus und der herrschenden Klasse vorbehalten, heute hat man ihn nicht nur als Tee wiederentdeckt, sondern auch als Weg zu schöner, jugendlicher Haut. Lassen Sie sich von den folgenden Rezepturen zu eigenen Kreationen inspirieren. Verwenden Sie statt Wasser Hydrolate, sanfte Pflanzenwasser. Geben Sie Joghurt in die Maske, um sie reichhaltiger zu machen, experimentieren Sie mit Honig, Milch oder Früchten, die Möglichkeiten sind endlos. Sie können das Anmischen Ihrer Kosmetik mit Matcha als ein besonderes Ritual gestalten. Begeben Sie sich auf Ihren eigenen Teeweg, auf dem Sie zu Schönheit und zu einer tiefen Ruhe des Geistes gelangen.

Straffende Matcha-Maske mit Aloe-Vera-Gel

Rezeptur:
- 1 TL Matcha
- einige Tropfen Aloe-Vera-Gel

Geben Sie Matcha in eine kleine Schale und rühren Sie tropfenweise das Gel unter, bis Sie eine dickflüssige Konsistenz erhalten. Die Maske darf nicht zu flüssig werden, sonst hält sie nicht auf der Haut.

Behandlung:
Auf das gereinigte Gesicht auftragen und 15 Minuten einwirken lassen. Mit Kosmetiktüchern abnehmen. Für fettige bis normale Haut.

Matcha-Pflegemaske mit Kokosöl

Rezeptur:
- 2 TL Matcha
- ½ TL Bio-Kokosöl, flüssig
- Wasser

Geben Sie Matcha in eine kleine Schale. Rühren Sie das Kokosöl und etwas Wasser unter, bis Sie eine dickflüssige Konsistenz erhalten.

Behandlung:
Auf das gereinigte Gesicht auftragen und 15 Minuten einwirken lassen. Mit Kosmetiktüchern abnehmen. Für trockene Haut.

Reichhaltige Matcha-Maske mit Honig

Rezeptur:
– 1 TL Matcha
– ½ TL Honig, flüssig

Geben Sie Matcha und Honig in eine kleine Schale und verrühren Sie alles gut.

Behandlung:
Verteilen Sie die Paste in sanften kreisenden Bewegungen auf Gesicht und Hals. 10 Minuten einwirken lassen. Mit einem feucht-warmen Waschhandschuh abwaschen. Gleichzeitig ein sanftes Peeling für normale Haut.

Vitalisierende Matcha-Vliesmaske

Rezeptur:
– 1 TL Matcha
– 3 TL destilliertes Wasser oder Gesichtswasser

Verteilen Sie den Matcha im Wasser und tränken Sie das münzförmige Pad der Vliesmaske (siehe Hinweis S. 95 Weiterführende Quellen) darin.

Behandlung:
Vlies leicht ausdrücken und als Maske auf das Gesicht legen. 15 bis 20 Minuten einwirken lassen, die Maske darf nicht auf der Haut antrocknen. Maske abnehmen und Gesicht mit einem Kosmetiktuch abtupfen. Für großporige Haut.

Matcha-Balsam-Maske

Rezeptur:
- ¼ TL Matcha
- 1 Msp. Cold Cream

Vermengen und erwärmen Sie die Zutaten in der Hand.

Behandlung:
Tragen Sie die Paste gleichmäßig auf dem Gesicht auf. 15 bis 20 Minuten einwirken lassen. Mit lauwarmem Wasser und einer Reinigungsmilch abwaschen. Für trockene Haut.

Matcha-Gesichtsdampfbad

Rezeptur:
- 1 TL Matcha
- 1–2 l Wasser

Geben Sie den Matcha in eine große Schüssel. Bringen Sie das Wasser zum Kochen und gießen Sie es über den Tee.

Behandlung:
Beugen Sie das Gesicht über den Dampf. Ziehen Sie ein Frottiertuch über den Kopf, sodass der Dampf nicht entweichen kann. 5 Minuten einwirken lassen. Gesicht mit kaltem Wasser abspülen. Mit einer kurzen Klopfmassage etwas Fettcreme auftragen. Für normale Haut.

Stärkende Matcha-Augenpads

Rezeptur:
- 1 EL Matcha
- 1 TL Agar-Agar-Pulver
- 1 Spritzer Zitronensaft
- 100 ml Wasser

Vermischen Sie in einem hitzebeständigen Glaskrug Matcha und Agar-Agar-Pulver und geben Sie kochendes Wasser dazu. Gut vermischen und etwas Zitronensaft dazugeben. In eine Silikonbackform für sechs Eclairs (oder Ähnliches) gießen und über Nacht im Kühlschrank fest werden lassen.

Behandlung:
Jeweils ein Matcha-Augenpad unter die Augen legen und 5 bis 10 Minuten einwirken lassen. Gegen Augenringe.

Soforthilfe-Lippen-Balsam

Rezeptur:
- 20 g reines Bienenwachs
- 60 g Mandelöl
- 1 TL Matcha
- 1 TL Honig
- 20 Tropfen Propolis

Schmelzen Sie das Bienenwachs in einem Behälter im Wasserbad. Vom Herd nehmen und noch im Wasserbad stehend das Mandelöl einrühren. Matcha ebenfalls einrühren, Honig und Propolis zugeben. Alles gut verrühren. Aus dem Wasserbad nehmen und in drei kleine Behälter abfüllen.

Behandlung:
Auf raue, rissige Lippen auftragen.

Intensive Matcha-Abendcreme

Rezeptur:
- 335 g reines Bienenwachs
- 30 ml Mandelöl
- 30 ml Kokosöl
- ¼ TL Rosenöl
- 1 TL Matcha

Sterilisieren Sie ein Schraubglas. Schmelzen Sie das Bienenwachs mit den Ölen in einem Behälter im Wasserbad. Geben Sie Matcha dazu und lassen Sie alles 15 Minuten in der Wärme durchziehen. Filtern Sie die Mischung durch ein Teesieb in eine tiefe Schale. Dann mit dem Handmixer rühren, bis die Mischung handwarm und schön cremig ist. Dabei immer wieder die Mischung auch von den Seiten einarbeiten. Die Creme in das vorbereitete Glas geben, kühl und dunkel aufbewahren.

Behandlung:
Abends nach der Reinigung eine kleine Menge der Matcha-Abendcreme dünn auf Gesicht, Hals und Dekolleté verteilen. Für empfindliche Haut.

Matcha-Peeling-Packung

Rezeptur:
- 225 g Zucker
- 100 g Kokosöl
- 1 EL Grüntee, lose
- 1 TL Matcha

Geben Sie alle Zutaten in eine Schüssel und vermischen Sie alles gut mit einem Holzlöffel.

Behandlung:
Das Peeling in sanften Kreisbewegungen auftragen und etwas einwirken lassen. Dann die Haut erst lauwarm und anschließend kalt abwaschen. Das Matcha-Peeling entfernt verhornte Zellen und Hautunreinheiten.

Matcha-Schönheitsbad

Rezeptur:
- 225 g Bittersalz
- 1 EL Matcha
- 4 Tropfen Zitronenöl

Vermischen Sie Salz und Matcha miteinander und geben Sie das Zitronenöl dazu. Alles gut vermischen, direkt in den Wasserstrahl geben und in der Wanne auflösen lassen.

Behandlung:

15 Minuten Badezeit nicht überschreiten. Sollte ein grüner Rand verbleiben, einfach mit einem Schwamm abwischen und mit heißem Wasser nachspülen. Das Bad ist auch für Teilwaschungen der Arme und Beine geeignet. Wirkt anregend.

Matcha-Orangen-Ölbad

Rezeptur:
- 40 g Meersalz, grob
- 50 g Natron
- 190 g Bittersalz
- 20 g Zitronensäure
- 1 Päckchen geriebene Bio-Orangenschale
- 1 TL Matcha-Pulver
- 60 g Arganöl
- 7 g flüssiger Emulgator (zum Beispiel Lysolecithin)
- 20 Tropfen ätherisches Öl Blutorange
- 10 Tropfen ätherisches Öl Mandarine rot
- 16 Tropfen ätherisches Öl Zitrone

Vermischen Sie Salze, Zitronensäure, geriebene Orangenschale und Matcha in einer großen Schüssel. Verrühren Sie in einer anderen Schüssel Arganöl, Lysolecithin und die ätherischen Öle. Geben Sie die Ölmischung nach und nach zu der Salzmischung und rühren Sie alles sehr gut durch. In ein großes Schraubglas füllen.

Behandlung:

Pro Vollbad 1 bis 3 gehäufte Esslöffel direkt in den Wasserstrahl geben. Für samtweiche Haut.

Glättende Matcha-Körpersahne

Rezeptur:
- 40 g Sheabutter
- 20 g Kokosöl
- 20 g Jojobaöl
- 1 TL Matcha
- 10 Tropfen ätherisches Öl Bergamotte
- 10 Tropfen ätherisches Öl Lavendel
- 5 Tropfen ätherisches Öl Zitrone
- ½ TL Vitamin E

Schmelzen Sie Sheabutter und Kokosöl in einem Behälter im Wasserbad. Sobald beides flüssig ist, vom Herd nehmen und Jojobaöl einrühren. In einen hohen Rührbecher geben und Matcha mit dem Handrührer einrühren. 10 Minuten erkalten lassen. Ätherische Öle und Vitamin E einrühren. Im Kühlschrank 30 Minuten erstarren lassen. Mit dem Handrührer wie Schlagsahne aufschlagen. Weitere 30 Minuten im Kühlschrank kühlen. Noch einmal mit dem Handrührer aufschlagen, bis eine sahnige Masse entstanden ist. In ein luftdicht verschlossenes Gefäß füllen, dunkel und kühl lagern. Etwa drei Monate haltbar.

Behandlung:
Abends vor dem Zubettgehen nach dem Duschen oder Baden auf die noch feuchte Haut auftragen. Die Sahne kann dann leichter in die Haut einziehen und bewahrt deren Feuchtigkeit. Morgens erst heiß, dann kühl abduschen. Für anspruchsvolle, reife Haut.

Aufbauende Matcha-Haarpackung

Rezeptur:
- ½ TL Matcha
- 3 EL Arganöl

Vermischen Sie Matcha und Arganöl gut.

Behandlung:
Vor der Haarwäsche Kopfhaut und Haar anfeuchten und die Matcha-Haarpackung mit den Fingerspitzen gleichmäßig in die Kopfhaut einmassieren. Unter einem Handtuch oder einer Duschhaube 15 Minuten einwirken lassen. Anschließend die Haare wie gewohnt mit einem Shampoo waschen. Bei trockenem oder sprödem Haar, gegen Schuppen.

Matcha-Handseife

Rezeptur:
- Vaseline
- Glycerinseife transparent
- 20 ml Rosenwasser
- 10 g Magermilchpulver
- 1 EL Matcha
- 10 ml Mandelöl
- 5 Tropfen ätherisches Rosenöl

Füllen Sie zwei Seifenformen mit Wasser und gießen Sie die Flüssigkeit in einen Messbecher. Jetzt wissen Sie, wie viel Glycerinseife Sie verwenden müssen. Fetten Sie die zwei Seifenformen gut mit Vaseline ein und entfernen Sie überschüssige Vaseline. Schneiden Sie die entsprechende Menge vom Glycerinseifenblock ab und teilen Sie diese in 1,5 Zentimeter kleine Stücke. Geben Sie alles in ein mikrowellengeeignetes Becherglas. Stellen Sie das Becherglas in die Mikrowelle und decken Sie es mit einem Küchenpapier ab. Nun bringen Sie bei mittlerer Hitze in 30-Sekunden-Intervallen die Glycerinseife zum Schmelzen, sie darf dabei nicht kochen. Geben Sie in den Intervallpausen weitere Glycerinstücke dazu, bis die geschmolzene Menge der benötigten Menge entspricht. Erwärmen Sie gleichzeitig in einem weiteren Becherglas das Rosenwasser leicht, rühren Sie Magermilchpulver und Matcha ein, bis eine homogene Masse entstanden ist. Mandelöl und Rosenöl gut unterrühren und die gesamte Masse unter die geschmolzene Glycerinseife heben. In die vorbereiteten Seifenformen füllen und mindestens zwei Stunden aushärten lassen.

Behandlung:
Für strapazierte Hände.

Minze-Matcha-Handpeeling

Rezeptur:
- 125 g Rohrzucker, fein
- 20 g Bittersalz
- 1 Teebeutel Pfefferminztee
- 1 Teebeutel Grüntee
- 1 TL Matcha
- 1 EL Honig
- 1 EL Olivenöl
- 3 Tropfen ätherisches Pfefferminzöl
- 4 Tropfen Vitamin-E-Öl nach Belieben

Vermischen Sie alle trockenen Zutaten in einer Schüssel. Geben Sie Honig und Öle dazu. Alles gut verrühren.

Behandlung:
Tragen Sie das Peeling sanft auf die feuchten Hände auf und reiben Sie die Hände langsam und vorsichtig damit ab. Lauwarm abwaschen und gut abtrocknen. Entfernt Hautschüppchen und überschüssige Nagelhaut.

Sweet Matcha

Wird Matcha für Gebäck oder Desserts verwendet, gehen Schönheit und Geschmack Hand in Hand. Mit seinem intensiven Grün verwandelt er sogar eine klassische Nachspeise in einen völlig neuen Genuss.

Matcha zum Dessert

Koch-Matcha ist zum Trinken als Tee nicht geeignet, sondern lässt sich hervorragend in Eiscreme, Süßigkeiten, Getränke, Kuchen und andere Gerichte mischen. Seine dunklere Farbe und sein herber Geschmack sind perfekt als Gewürz zum Backen und Kochen. Sein leicht grasiges, robustes Aroma kann sich gegen die anderen Zutaten durchsetzen. Premium-Matcha zum Trinken stammt von den ersten und obersten Blättchen der Teepflanze, Koch-Matcha dagegen von der ganzen Pflanze. Koch-Matcha »Tsuki« ist ein wenig kräftiger und Koch-Matcha »Fuku« etwas milder. Fuku macht sich hervorragend in Shakes und Cremes, Tsuki empfiehlt sich für Gebäck.

Matcha-Schokolade
9 Portionen

Zutaten:
- 400 g weiße Schokolade
- 25 g ungesalzene Butter
- 125 ml Konditorsahne, 38 %
- 4 TL Matcha

Schneiden Sie die weiße Schokolade in kleine Stücke. Schneiden Sie dann die Butter in kleine Stücke. Erhitzen Sie die Konditorsahne in einem Topf, bis sie fast kocht. Sobald am Rand kleine Bläschen sichtbar werden, den Topf vom Herd nehmen. Geben Sie sofort die Schokolade und Butter hinzu und verrühren Sie alles gut. Rühren Sie 2 TL Matcha unter, bis die Farbe gleichmäßig grün ist. Legen Sie eine quadratische Backform mit Backpapier aus und gießen Sie die Schokolade hinein. Klopfen Sie mit der Backform ein paar Mal auf den Tisch, um eventuelle Luftbläschen zu entfernen. Die Oberfläche glatt streichen und über Nacht in den Kühlschrank stellen. Heben Sie die festgewordene Schokolade mit dem Backpapier aus der Backform und entfernen Sie das Backpapier. Halten Sie ein scharfes Messer unter heißes Wasser und schneiden Sie die Schokolade in 9 kleine Stücke. Streuen Sie mit einem Teesieb 2 Teelöffel Matcha darüber. Bewahren Sie die Schokolade bis zum Servieren im Kühlschrank auf. Sie hält sich 2 bis 3 Tage im Kühlschrank.

Matcha-Eis

4 Portionen

Zutaten:
- 240 ml Vollmilch
- 240 ml Schlagsahne
- 100 g Zucker
- 1 Prise Salz
- 3 EL Matcha

Bereiten Sie das Aggregat Ihrer Eismaschine nach Hersteller-angaben vor. Mischen Sie Vollmilch, Schlagsahne, Zucker und Salz in einem mittelgroßen Topf. Erhitzen Sie die Mischung bei mittlerer Temperatur und fügen Sie den Matcha hinzu. Lassen Sie die Mischung unter Rühren so lange kochen, bis sie schaumig wird und sehr heiß ist, aber noch nicht kocht. Nehmen Sie die Mischung vom Herd und geben Sie sie in eine Schale, die in einem Eisbad steht. Wenn die Mischung abge-kühlt ist, bedecken Sie sie mit Frischhaltefolie und stellen sie für 2 bis 3 Stunden in den Kühlschrank. Wenn die Mischung gut gekühlt ist, füllen Sie sie in die vorbereitete Eismaschine und lassen diese nach Herstellerangaben 20 bis 25 Minuten laufen. Geben Sie das fertige Eis in einen luftdichten Behäl-ter und frieren Sie es mindestens 3 Stunden ein, bevor Sie es servieren.

Herstellung ohne Eismaschine

Stellen Sie die oben genannte Mischung her und kühlen Sie diese in einer Schale im Eisbad. Geben Sie die Mischung in eine tiefe gefriergeeignete Form, die Sie dann in das Gefrier-fach stellen. Kontrollieren Sie nach 45 Minuten, ob die Mischung an den Rändern gefroren ist. Nehmen Sie dann die Form aus dem Gefrierfach und rühren Sie das Eis kräftig mit einem Schneebesen oder Handmixer durch. Stellen Sie die Form zurück ins Gefrierfach. Kontrollieren Sie die Mischung für 2 bis 3 Stunden alle 30 Minuten und rühren Sie sie dabei jedes Mal kräftig durch, bis das Eis vollständig gefroren ist.

Matcha-Dampfkuchen
4 Portionen

Zutaten:
- 1 Ei, Größe L
- 1 EL Pflanzenöl
- 1 EL Honig
- 3 EL Naturjoghurt
- 1 ½ EL Zucker
- 60 g Mehl
- 1 TL Backpulver
- 1 TL Matcha

Umwickeln Sie den Deckel einer Pfanne mit einem Geschirrtuch aus Baumwolle oder Leinen. Stellen Sie vier leere Auflaufförmchen in die Pfanne und gießen Sie so viel Wasser in die Pfanne, dass es etwa bis zur halben Höhe der Förmchen reicht. Entnehmen Sie die Förmchen, schließen Sie die Pfanne mit dem Deckel und bringen Sie das Wasser zum Kochen.

Vermischen Sie in einer Schüssel Ei und Öl, und geben Sie Honig und Naturjoghurt dazu. Alles gut verrühren. Zucker dazugeben und gut verrühren. Sieben Sie Mehl und Backpulver zusammen und geben Sie die Mischung in den Ei-Mix.

Stellen Sie vier Muffinförmchen aus Papier in die Auflaufförmchen und verteilen Sie den Teig gleimäßig darin. Sobald
das Wasser kocht, stellen Sie die Auflaufförmchen in die
Pfanne und verschließen diese mit dem Deckel. Bei mittlerer
Hitze etwa 12 bis 14 Minuten dämpfen. Mit einem Holzstäb-
chen prüfen, ob die Dampfkuchen fertig sind. Nicht zu lange
dämpfen, da der Teig sonst hart wird. Auflaufförmchen herausnehmen und Dampfkuchen servieren.

Matcha-Käsekuchen
14–16 Portionen

Zutaten:
- 100 ml Naturjoghurt
- 150 g Zwieback
- 60 g Butter
- 200 g Frischkäse, Zimmertemperatur
- 90 g Zucker
- 100 ml Sahne
- 2 Eier, Zimmertemperatur
- 2 EL Speisestärke
- 3 TL Matcha
- Zitronensaft nach Belieben

Legen Sie ein Käseleinen in ein Sieb und geben Sie den Joghurt hinein. Lassen Sie den Joghurt im Kühlen etwa 6 Stunden abtropfen. Mahlen Sie den Zwieback in der Küchenma-
schine fein. Zerlassen Sie die Butter, mischen Sie diese mit
dem Zwieback und verteilen Sie die Mischung auf dem Boden einer rechteckigen, mit Backpapier belegten Springform.
Mit dem Boden eines Trinkglases festdrücken. Heizen Sie den

Backofen auf 170 Grad Celsius vor. Geben Sie Frischkäse, den abgetropften Joghurt, Zucker und Sahne in einen Mixer und verrühren Sie alles. Geben Sie die Eier nacheinander dazu. Geben Sie Speisestärke und Matcha dazu, alles vermixen. Nach Belieben mit Zitronensaft abschmecken. Gießen Sie die Mischung durch ein Sieb auf den Teigboden. Geben Sie ein tiefes Backblech mit Wasser in den Backofen und stellen Sie die Backform ins Wasserbad. 35 bis 40 Minuten backen lassen. Abkühlen lassen und dann 3 bis 4 Stunden im Kühlschrank durchkühlen.

Matcha-Sandkuchen
8–10 Portionen

Zutaten:
- 65 ml Kokosöl
- 225 g Zucker
- 2 Eier, Größe L
- 125 ml Vanille-Mandel-Milch
- 120 g Mehl
- 1 EL Matcha
- 1 TL Backpulver
- ¼ TL Salz

Heizen Sie den Backofen auf 160 Grad Celsius vor. Fetten Sie eine Kastenform ein. Verrühren Sie mit dem Handrührer Kokosöl und Zucker. Geben Sie die Eier und die Vanille-Mandel-Milch dazu und verrühren Sie alles gut. Vermischen Sie in einer anderen Schüssel alle trockenen Zutaten. Geben Sie die Eier-Milch dazu und rühren Sie alles glatt. Teig in die vorbereitete Kastenform gießen und im vorgeheizten Ofen 45 bis

50 Minuten backen, bis der Kuchen goldbraun ist und an einem Zahnstocher, den Sie in den Kuchen stechen, kein Teig mehr haften bleibt.

Matcha-Plätzchen mit weißer Schokolade
ca. 56 Stück

Zutaten:
- 240 g Mehl
- 2 ½ EL Matcha
- 170 g Süßrahmbutter, Zimmertemperatur
- 130 g Puderzucker
- 1 Prise Salz
- 2 Eier, Größe L (nur die Eigelb)
- 50–65 g backstabile Schokochips, weiß

Sieben Sie Mehl und Matcha zusammen. Verrühren Sie die weiche Butter, Puderzucker und Salz, bis Sie eine leichte, schaumige Masse erhalten. Rühren Sie das Eigelb gut unter. Geben Sie nun in vier Einheiten die Mehl-Matcha-Mischung dazu und heben Sie die Schokochips unter. Formen Sie den Teig zu 2 etwa 18 Zentimeter lange Rollen, die Sie dann in Frischhaltefolie einwickeln. Über Nacht im Kühlschrank festwerden lassen. Heizen Sie den Backofen auf 175 Grad Celsius vor. Nehmen Sie den Teig aus der Folie und schneiden Sie die Rollen in etwa 7 Millimeter dicke Scheiben. Legen Sie ein Backblech mit Backpapier aus und darauf dann die Teigscheiben mit etwas Abstand zueinander. Backen Sie die Plätzchen etwa 13 bis 15 Minuten, bis sie am Rand dunkler werden. Auf einem Kuchengitter auskühlen lassen und in einer Dose aufbewahren.

Matcha-Macarons

20 Stück

Zutaten:
- 90 g Kürbiskernmehl
- 125 g Puderzucker
- 1 EL Matcha
- 2 Eiweiß
- 45 g Zucker
- Butter für Bleche

Crème-Füllung:
- 110 g Butter, Zimmertemperatur
- 3 EL Honig
- 30 g Puderzucker
- 1 Prise Salz

Vermischen Sie das Kürbiskernmehl mit dem Puderzucker und sieben Sie alles zweimal. Geben Sie den Matcha dazu und sieben Sie noch einmal. Schlagen Sie das Eiweiß steif und geben Sie den Zucker dazu. Weiterschlagen, bis sich feste Spitzen formen, beiseite stellen. Heben Sie jeweils ein Drittel vom Mehl gut unter die Baisermasse. Zwei Bleche mit Backpapier oder Silikonmatten belegen und mit wenig Butter einfetten. Füllen Sie die Baisermasse in einen Einwegspritzbeutel und schneiden Sie etwa 8 Millimeter von der Spitze ab. Spritzen Sie 40 gleichgroße Tupfen auf das Backpapier. Die Tupfenoberfläche soll leicht verlaufen und glatt sein. 30 Minuten ruhen lassen. Lassen Sie die Baisers im vorgeheizten Umluftbackofen bei 80 Grad Celsius 15 bis 20 Minuten trocknen (auf den beiden mittleren Schienen). Die Oberfläche der Macarons soll dann trocken sein. Nun schalten Sie auf 180 Grad Celsius hoch und backen die Macarons weitere 6 bis 8 Minuten. Dann auf den Backblechen abkühlen lassen.

Für die Füllung schlagen Sie Butter und Honig cremig. Rühren Sie Puderzucker und Salz darunter. Geben Sie die Füllung in einen Spritzbeutel mit kleiner Lochtülle. Spritzen Sie auf 20 Baisers einen dicken Tupfen Crème. Setzen Sie einen zweiten darauf und drücken Sie ihn leicht an. Die fertigen Macarons bis zum Servieren kalt stellen.

Ingwer-Matcha-Makronen
36 Stück

Zutaten:
- 7 Eiweiß
- 560 g Zucker
- 2 EL Honig
- 1 EL Orangenlikör
- 1 TL Matcha
- 55 g gehackter, kandierter Ingwer
- 150 g Mehl, gesiebt
- 170 g Kokosraspeln
- ½ TL frisch geriebene Orangenschale
- 36 Backoblaten
- 225 g Zartbitterschokolade

Verrühren Sie in einer großen Schüssel Eiweiß, Zucker, Honig und Orangenlikör. Stellen Sie die Schüssel über einen Topf mit siedendem Wasser. Erhitzen Sie die Mischung und rühren Sie sie dabei immer wieder um. Nehmen Sie die Schüssel vom Topf und rühren Sie Matcha mit einem Schneebesen unter. Heben Sie die Ingwerstücke unter. Heben Sie Mehl, Kokosraspeln und Orangenschale unter. Die Masse etwas abkühlen lassen. Heizen Sie den Backofen auf 150 Grad Celsius vor. Belegen Sie zwei Backbleche mit Backpapier. Verteilen Sie die Makronenmasse mit zwei Teelöffeln auf 36 Backoblaten. 20 Minuten backen, bis die Makronen goldbraun sind. Abkühlen lassen. Schmelzen Sie vorsichtig die Schokolade im Wasserbad und tauchen Sie die Makronen bis zur Hälfte ein. Trocknen lassen.

Matcha-Greenies
12 Stück

Zutaten:
- 100 g Butter
- 200 g + 50 g weiße Schokolade, grob geraspelt
- 2 Eier
- 1 EL Matcha
- 90 g Zucker
- 1 Prise Salz
- 80 g Weizenmehl
- ½ TL Backpulver
- 50 ml Sahne
- Puderzucker und Matcha zum Bestäuben

Heizen Sie den Backofen auf 180 Grad Celsius vor. Schmelzen Sie die Butter mit 200 Gramm Schokolade im Wasserbad. Schlagen Sie die Eier mit Matcha und Zucker fest auf. Rühren Sie die Sahne in die heiße Schokolade ein. Schokoladenmasse vom Herd nehmen und abkühlen lassen. Mit der

Eiercreme vermischen. Rühren Sie die restliche Schokolade unter. Vermischen Sie Mehl mit Backpulver, sieben Sie die Mischung über den Teig und heben Sie sie vorsichtig unter. Gießen Sie den Teig in eine mit Backpapier auslegte rechteckige Form und backen Sie die Greenies etwa 30 Minuten. Auskühlen lassen und in 12 Stücke schneiden. Mit Puderzucker und etwas Matcha bestreuen.

Matcha-Tartelettes
16 Stück

Zutaten:
- 375 g Mehl
- 50 g Zucker
- 1 Prise Salz
- 135 g Butter
- 150 ml Wasser
- 500 g Heidelbeeren
- 500 g Frischkäse
- 2 EL Ahornsirup
- 1 EL Matcha
- 1 TL Leinöl
- 1 Vanilleschote

Sieben Sie das Mehl in eine Schüssel, geben Sie Salz und Zucker dazu. Die Butter mit Wasser in einem Topf kurz aufkochen, zum Mehl gießen und rasch zu einem geschmeidigen Teig verrühren. Teig in Folie wickeln und kühlen. Backofen auf 180 Grad Celsius vorheizen. Formen Sie jeweils 1 Esslöffel Teig zu einer Kugel, drücken Sie diese in eine Muffinform und ziehen Sie rundherum einen Rand hoch. Legen Sie aus

Alufolie 2 Zentimeter breite Streifen in die Form, damit der Rand beim Backen nicht nach innen fällt. Die Böden mehrfach einstechen und die Tartelettes etwa 15 Minuten backen. Heidelbeeren waschen und trocknen. Frischkäse mit Ahornsirup, Matcha und Leinöl verrühren. Die Vanilleschote aufschneiden, das Mark herauskratzen und zum Frischkäse geben. Die Tartelettes mit Frischkäsecreme und Früchten füllen.

Matcha-Crème-Brûlée
6 Portionen

Zutaten:
- 340 ml Sahne
- 340 ml Milch, 3,5 %
- 1 EL Matcha
- 5 große Eigelb
- 110 g Zucker + 1 TL pro Portion

Heizen Sie den Backofen auf 150 Grad Celsius vor. Geben Sie Sahne, Milch und Matcha in einen Topf. Erhitzen Sie alles bei mittlerer Hitze, ohne zu kochen, und rühren Sie gut um. Vom Herd nehmen und abkühlen lassen. Währenddessen erhitzen Sie einen Topf Wasser. Verrühren Sie in einer Schüssel 110 Gramm Zucker und das Eigelb so lange, bis die Mischung hellgelb wird. Geben Sie nun langsam in fünf Portionen Milch und Sahne dazu, dabei kräftig verrühren, damit das Ei nicht durch die Hitze von Sahne und Milch gegart wird. Geben Sie ein Sieb über eine große Schüssel und sieben Sie die Eiermilch. Verteilen Sie die Flüssigkeit auf 6 kleine Auflaufformen, die Sie auf einem tiefen Backblech in den Ofen stellen. Gießen Sie nun vorsichtig das kochende Wasser ins Blech, sodass die

Auflaufformen zur Hälfte im Wasser stehen. Etwa 30 bis 40 Minuten im Ofen stocken lassen, bis sich eine Haut gebildet hat. Herausnehmen und abkühlen lassen, dann mindestens zwei Stunden im Kühlschrank kalt stellen. 30 Minuten vor dem Servieren aus dem Kühlschrank nehmen. Jeweils einen Teelöffel Zucker auf die Crème verteilen und möglichst dicht unter den vorgeheizten Grill stellen. Sobald sich eine schöne, braune Karamellkruste zeigt, die Förmchen aus dem Ofen nehmen. 5 Minuten abkühlen lassen und sofort servieren.

Matcha-Reispudding
4 Portionen

Zutaten:
- 150 g Langkornreis, geschält
- 300 ml Mandelmilch
- 250 ml Wasser
- 1 EL geriebene Orangenschale
- 1 TL Matcha
- 4 EL Rosenwasser
- 1 Msp. gemahlene Kardamomsamen
- 75 g Zucker
- 60 g Butter
- 50 g Mandelstifte

Weichen Sie den Reis in kaltem Wasser 1 Stunde ein und gießen Sie ihn ab. Klarspülen und in einen Topf geben. Mit dem Stampfer die Körner brechen. Setzen Sie den Reis mit der Mandelmilch und dem Wasser auf und bringen Sie alles zum Kochen. Fügen Sie die Orangenschale dazu. Lassen Sie den Reis zugedeckt bei kleiner Hitze 40 Minuten köcheln.

Falls erforderlich, geben Sie noch Wasser dazu. Rühren Sie Matcha in wenig heißem Wasser an. Rühren Sie Rosenwasser, Kardamom, Zucker, Butter und Matcha in den Reis. Rösten Sie die Mandelstifte ohne Fett und dekorieren Sie den Reispudding damit.

Grüner Pudding
4 Portionen

Zutaten:
- 200 ml Milch
- 2 TL Matcha
- 30 g Zucker
- 1 TL Gelatinepulver

Geben Sie Milch, Matcha, Zucker und Gelatine in einen Topf. Bringen Sie das Ganze zum Kochen und rühren Sie dabei gleichmäßig um. Stellen Sie den Topf in ein Eisbad und geben Sie die kalte Sahne dazu. Gut verrühren. Gießen Sie die Matcha-Mischung in 4 Schalen und lassen Sie diese etwa 2 Stunden im Kühlschrank fest werden. Nach Belieben mit geschlagener Sahne servieren.

Übersicht verwendeter Quellen

Hennemann, Siegfried Horst: *Chasho. Geist und Geschichte der Theorien japanischer Teekunst* (Veröffentlichungen des Ostasien-Instituts der Ruhr-Universität Bochum, Band 40), Wiesbaden 1994.

http://www.marukyu-koyamaen.co.jp/english/company/index.html

http://www.breakawaymatcha.com/

https://www.kenkotea.com.au/

http://www.teeweg.de/de/cha/cha/matcha.php

http://koyumatcha.com/wp/

http://www.sunday.de

http://www.hibiki-an.com/contents.php/cnID/17

http://www.noble-house.tk/de/produkte/ernahrung/kaiserlichen-kotobuki

http://blog.teekeramik.com/einstieg-in-die-japanische-teegeschichte/

http://japan-kyoto.de/japanischer-tee/teesorten/matcha/

http://urasenke-hamburg.de/

https://www.dethlefsen-balk.de/DEU/10935/Gr%C3%BCntee.html

https://www.gruener-tee-koyamaen.de/

https://www.teahouse.de/japan-2016

http://www.huffingtonpost.de/2015/11/23/matcha-tee-gruntee-super-food_n_8630584.html

http://mdc-cosmetic.de/index.php?manufacturers_id=86

https://www.dkfz.de/de/presse/veroeffentlichungen/einblick/download/2005/Einblick_04_2005.pdf

https://gruenesmoothies.de/blog.php/chlorophyll/

http://www.wdr.de/tv/wissenmachtah/bibliothek/photosynthese.php5

http://www.efsa.europa.eu/sites/default/files/corporate_publications/files/efsaexplainscaffeine150527de.pdf

http://www.gruenertee.de/matcha/

https://www.juvalis.de/apotheke/matcha-wie-der-besondere-gruentee-ihre-gesundheit-foerdert/

http://superfoodly.com/orac-value/broccoli-raw/

http://eur-lex.europa.eu/legal-content/DE/TXT/PDF/?uri=CELEX:32014R0322&rid=1

http://www.hamburg.de/contentblob/2859436/data/japan-332-2014-vo.pdf

http://www.gerstengras-natur.de/Gerste-und-Gesund/ORAC-Wert

http://www.orac-info-portal.de/was_kann_orac/was_bringt_der_orac_wert/

http://matcha.net/gesundheit/orac/

http://www.orac-info-portal.de/download/ORAC_Werte_ausgewaehlter_
Lebensmittel.pdf

http://matcha.net/gesundheit/orac/

http://www.worldoftea.org/caffeine-and-l-theanine/

http://www.pharmazeutische-zeitung.de/index.php?id=5543

http://www.gruenertee.de/aminosaeuren-theanin-weisser-gruener-tee/

http://www.yogaimzentrum.de/Infowelt/Die-Binduartikel-online-lesen/
Bindu-10/Atlas-der-Gehirnaktivitaet-nach-Kriya-Yoga

http://vitamine-ratgeber.com/tee-fuer-anti-ageing-polyphenole-schuetzen-
zellen/

https://www.dge.de/wissenschaft/weitere-publikationen/fachinformationen/
sekundaere-pflanzenstoffe-und-ihre-wirkung/

Matcha-Flyer 2014 IV dt V4.pdf

www.teeverband.de/wissenschaft/wit_texte_pdf/wit2-99-3.pdf

matcha-green-tea-101-ebook-thedailytea.pdf

teatox-matcha&you.pdf

Weiterführende Quellen

http://www.marukyu-koyamaen.co.jp/	Japanischer Teeproduzent
http://www.japanese-tea-ceremony.net/	Alles rund um die japanische Tee-zeremonie
http://www.chanomiya.com/	Teeshop
http://www.aiya-europe.com/shop/?gclid=CNvykP-3hswCFZU-W0wodcGUN2Q	Teeshop
http://shop.buenting-tee.de/Tee/Matcha_Gruentee_180130000.html	Teeshop
https://www.teahouse.de/teeshop/index.php?cat=c133_Matcha-Tee.html	Teeshop

http://www.keiko.de/	Teeshop
	(einziger Anbieter, der an seinem deutschen Firmenstandort Tencha frisch zu Matcha vermahlt)
http://www.matchashop.de/de/Matcha-Berater/	Teeshop + virtueller Berater, der dabei hilft, den geeigneten Matcha für den eigenen Geschmack und die jeweilige Anwendung zu finden
http://www.sunday.de/matcha-schale/	Wunderschönes Zubehör
http://blog.teekeramik.com/starte-hier/	Fundierte Hintergründe zur japanischen Teekeramik
http://www.gruenertee.de/matcha/	Informative Website zu Matcha und Grüntee
https://www.backtraum.eu/fondant-und-mehr/bluetenpaste/1909/renshaw-bluetenpaste-250gr-weiss	Bezugsmöglichkeit für die Blütenpaste von Seite 54
https://kosho.com/	Exklusive Pflegeprodukte auf Matcha-Basis
http://www.muji.de/de/store/goods/4547315011896	Bezugsmöglichkeit für die Vliesmaske von Seite 69